AF385219

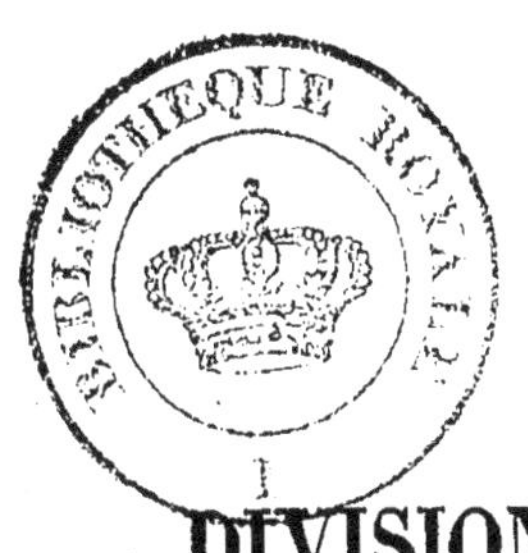

LES
DIVISIONS CONGÉNIALES

des Lèvres, de la Voûte et du Voile du Palais,

ET LEUR TRAITEMENT.

Les divisions congéniales des lèvres, de la voute et du voile du palais constituent un vice de conformation que l'on observe assez fréquemment, et l'on a lieu de s'étonner que les auteurs anciens en parlent à peine. On ne trouve rien sur ce sujet dans les livres hippocratiques ; cependant Sprengel va trop loin lorsqu'il affirme que les médecins grecs ne font aucune mention de la division des lèvres. M. Malgaigne a relevé cette erreur de bibliographie (Ambroise Paré, t. II, p. 84, note 1), en produisant un passage de Galien où il est évidemment question de divisions des lèvres, pour lesquelles Galien conseille d'aviver et d'affronter les bords de la solution de continuité. Voici ce passage :

« Dicemus autem, et de ejusmodi rationibus in sermonis progressu æque profecto, ut curtis id genus, quæ *colobomata* Græci appellant : quippe ita vocant, quæ *in labiis* aut narium alis, aut aure deficiunt. Nam methodo quâdam curatur hæc quoque, primum quidem excoriatâ utrinque cute, deinde adductis conjunctisque cutium oris, ac utriusque quod callosum est detracto, quæ reliquæ sunt adsertis atque agglutinatis. (Lib. XXIV de la *Méthode,* ch. 16.)

Mais Galien n'est pas le seul parmi les Grecs qui ait noté la division des lèvres et le traitement chirurgical qui lui est applicable; car on trouve dans Paul d'Égine un chapitre qui paraît être calqué sur le passage de Galien que nous venons de citer. Ce chapitre a pour titre :

Curta in auribus et labris quomodo sarciri possint, Græci vocant colobomata. Il est ainsi conçu :

« *Utraque in auribus aut labris colobomata Græci vocant hac ratione curantur. Primum cutis ab inferiori parte solvitur : mox oræ vulnerum contrahuntur ac id quod in callum coaluit aufertur, dein suturæ illis injici debent et conglutinantia.* » (Paulus Æginata, lib. **VI**, cap. **XXVI**.) Remarquons en passant que Paul indique positivement la suture.

Si nous passons aux Arabes, nous voyons qu'Avicenne, Albucasis et Avenzoar mentionnent une affection des lèvres sous le nom de *fissura labiorum*; mais il est difficile de croire que par cette dénomination les auteurs précédemment cités aient voulu signaler la division des lèvres connue maintenant sous le nom de bec de lièvre. Il est bien plus probable qu'ils n'entendaient par là qu'une simple gerçure des lèvres; car le traitement qu'ils conseillent, consistant presque entièrement dans l'application de topiques insignifiants, ne saurait convenir à une séparation complète de la lèvre.

Mais on a dû remarquer que tous les auteurs que nous venons de citer ne font aucune mention de l'origine congéniale de la division des lèvres. Il faut arriver jusqu'à Franco pour trouver cette indication. En outre Franco établit une division importante; il traite séparément, de la division congéniale bornée à la lèvre, et la désigne sous le nom de *lèvre fendue*, et il traite à part de la division double avec saillie des dents incisives que l'on désignait déjà de son temps sous le nom de *dents de lièvre*. C'est encore dans Franco que l'on trouve mentionné, pour la première fois, la complication de la fente des lèvres avec celle du palais. Ajoutons que ce chirurgien employait comme Paul d'Egine la suture, mais il donnait la préférence à la suture entortillée que Guy de Chauliac recommandait pour les plaies dont les lambeaux étaient charnus et mobiles. (Franco, *petit traité*, etc. Lyon, 1556.)

A. Paré, contemporain de Franco, n'ajouta rien à ce qui avait été dit par ce dernier, et même il semble n'avoir pas attaché au travail de Franco toute l'importance qu'il mérite, puisqu'il passe sous silence la variété décrite par cet auteur sous le nom de dents de lièvre, et qu'il se contente d'indiquer le traitement du bec de lièvre simple, borné à la lèvre; il faut remarquer que c'est dans Paré que se trouve la première apparition dans la science du nom de *bec de lièvre*. (A. Paré, *œuvres complètes*, t. II, p. 84, édit. Malgaigne.)

Guillemeau, élève de Paré, consacre un chapitre au bec de lièvre, détaille avec soin le manuel opératoire, insiste sur la position qu'il convient de donner au patient, indique plusieurs circonstances dans lesquelles il est dangereux d'opérer.

Depuis Guillemeau jusqu'au milieu du siècle dernier, il a été fait fort peu de choses sur ce sujet, mais à cette époque apparaissent plusieurs travaux intéressants parmi lesquels il faut citer ceux de Sandifort et de Hérissant.

A une époque plus rapprochée de nous, les travaux d'Autenrieth, de J. F. Meckel, Tenon, Nicati de Lafaye, Louis, Desault, riches d'observations nombreuses, sont venus jeter un grand jour sur la question.

A cette liste de chirurgiens et d'anatomistes distingués, on ne nous verra pas, sans quelque étonnement, ajouter le nom d'un illustre poète, de l'auteur de Faust. C'est en effet à Gœthe que l'on doit la première description de l'os inter-maxillaire ; et nous verrons que le développement de cet os joue un rôle capital dans l'histoire du bec de lièvre.

Cependant malgré cette apparence de richesse il est facile de voir quand on descend dans les détails de la question, que l'on ne possède pas tous les éléments qui seraient nécessaires pour résoudre quelques uns des problèmes qu'elle soulève; on éprouve surtout de l'embarras quand il s'agit de déterminer les différentes variétés de ce vice de conformation. On ne trouve partout que des assertions sans preuve, ou étayées sur quelques observations qui manquent de détails suffisants.

Il est sans doute impossible de dire quelque chose de nouveau sur cette question, mais il reste à faire beaucoup pour coordonner les faits. Cette tâche qui m'est imposée, je crains de ne pas la remplir aussi complètement que je le désire, et que le comporte l'importance du sujet; je serai satisfait si je parviens à en montrer toutes les difficultés, et en aplanir quelques unes.

J'ai divisé mon travail en trois parties. Dans la première, je décris toutes les variétés de divisions congéniales des lèvres, de la voute et du voile du palais. Dans la seconde, j'examine et je discute les causes sous l'influence desquelles ces vices de conformation se développent. Dans la troisième, j'expose les effets physiologiques de chacune des variétés, et le traitement qui leur convient, sans cependant m'astreindre à présenter indistinctement toutes les modifications souvent minutieuses qui ont été proposées, tant dans le manuel opératoire que dans les instruments. Je me borne à exposer celles qui constituent un véritable perfectionnement et qui peuvent trouver leur application dans certains cas particuliers.

§ Ier.

Exposition anatomique des diverses variétés de division congéniale des lèvres, de la voûte et du voile du palais.

On donne le nom de bec de lièvre, ou de lèvres

fendues, à une solution de continuité congéniale et permanente des lèvres occupant presque constamment la lèvre supérieure, je dis presque constamment, parce que l'existence d'un bec-de-lièvre à la lèvre inférieure me parait devoir être admise, bien qu'elle ait été contesté. Ainsi, en parlant du développement de la lèvre inférieure, M. Cruveilhier dit : « Je ne connais pas même d'exemple de cas anormal dans lequel une semblable disposition (bec de lièvre) ait existé. »

Sans doute les exemples de bec de lièvre de la lèvre inférieure sont très rares, cependant je crois qu'on ne peut s'empêcher de l'admettre aujourd'hui ; il en existe trois cas, dont deux me paraissent incontestables, l'un est celui que Nicati a consigné dans sa thèse (*De labii leporini congeniti naturâ et origine*. Utrecht et Amsterdam, 1822), et qui lui avait été montré par M. Lith de Jude, professeur à l'Ecole vétérinaire d'Utrecht. L'autre fait partie de la collection du musée de Strasbourg, il a été figuré et décrit dans un mémoire de M. Bouisson, qui a pour titre : *Recherches sur les fissures congénitales des lèvres*. (Montpellier, 1841.) Dans ce Mémoire, l'auteur rapporte que M. Couroné, chirurgien de l'Hôtel de Dieu de Rouen, à propos d'une observation de bec de lièvre compliqué, assure qu'il a eu occasion de voir une division congéniale de la lèvre inférieure. (*Annales Cliniques* de la société de médecine de Montpellier, numéro d'octobre 1819, page 107. Ce dernier fait, tout explicite qu'il est, ne saurait être considéré comme ayant une valeur égale aux deux précédents.

MM. Roux et Auguste Bérard (article *Bec de lièvre*
du *Dictionnaire de Médecine*) n'accordent pas plus
d'importance aux faits que Meckel a extraits des
Ephémérides des curieux de la nature. Laroche (Thèse
de Paris, n° 41, 1823) rapporte que Béclard a remarqué plusieurs fois des enfants qui offraient un sillon
plus profond qu'à l'ordinaire au milieu de la lèvre inférieure, mais qu'il ne le considérait pas comme une division congénitale de cette lèvre; j'aurai occasion de
démontrer plus tard, qu'alors même qn'on ne l'aurait
pas observé, le développement normal des parties en
ferait concevoir la possibilité.

Le bec de lièvre de la lèvre supérieure est donc celui
qu'on observe presque constamment, il a servi de base
à toutes les descriptions : il présente deux variétés principales auxquelles on peut rattacher toutes les autres.
Tantôt il n'occupe qu'un côté, c'est le bec de lièvre
simple, tantôt il occupe les deux côtés, c'est le bec de
lièvre double; chacune de ces variétés offre des complications que j'aurai occasion d'indiquer en faisant
l'histoire de chacune d'elles en particulier ; enfin il
existe une dernière variété de division congéniale de
la lèvre supérieure, qui coïncide presque toujours avec
quelques autres monstruosités plus ou moins incom-
patibles avec la vie, c'est ce qu'on a décrit sous le nom
de *gueule de loup.*

D'autres fois la division se porte sur la partie postérieure de la cavité buccale; ainsi, tantôt on observe
une biffidité de la luette, tantôt le voile du palais est
fendu dans une partie ou dans la totalité de la hauteur.

D'autres fois, la partie postérieure de la voute palatine, et même la voute tout entière, sont divisées.

PREMIÈRE VARIÉTÉ. — *Bec de lièvre simple.*

Cette variété présente des différences relatives au siège, à la profondeur et à la direction de la solution de continuité.

Siège. — Plusieurs auteurs ont cru pouvoir établir qu'il se présente plus rarement à droite qu'à gauche; d'autres ont admis la proposition inverse ; mais les faits qu'invoquent les uns et les autres n'ont rien de concluant (Isidore Geoffroy Saint-Hilaire, *Traité de tératologie*, page 583). Il est difficile en effet de dire quelque chose de positif sur ce point; car, bien que cette anomalie soit commune, les observations sont très rares. Les auteurs que j'ai consultés se contentent d'assertions, mais on ne trouve pas de statistique établie sur des faits assez nombreux. Toujours est-il que le plus grand nombre des auteurs admet sa fréquence plus grande à gauche qu'à droite. La raison qu'ils en donnent, c'est la prédominance du développement des parties droites sur les parties gauches.

Il y a lieu de s'étonner lorsque l'on voit Bertrandi (*Tr. des opérations*, p. 386), Osiander, dire que la division existe ordinairement sur la ligne médiane. On ne saurait dire sur quoi ces auteurs ont appuyé une telle assertion. C'est assurément le résultat d'une observation peu attentive ; car les cas en sont très rares. Dans sa dissertation, Nicati en rapporte un dans lequel la lèvre supérieure était divisée sur la ligne médiane ; il y avait en même temps séparation des deux os inter-maxil laires. M. Blandin affirme en avoir trouvé un cas sur un embryon. Il en existe un troisième exemple dans le musée de Strasbourg, sur un fœtus de quelques mois, dont le développement du tronc est considérable, tandis que les membres semblent atteints de brièveté congéniale ; le bec de lièvre est placé au milieu de la lèvre supérieure et étendu depuis la sous-cloison du nez jusqu'à la bouche. Il ne comprend cependant toute l'épaisseur de la lèvre, que vers la partie inférieure ; le reste de la fissure se réduit à un sillon profond, creusé aux dépens de la face antérieure de l'organe. Vers le bas de ce dernier, l'écartement est d'une ligne et demie environ, et laisse voir en arrière le bord alvéolaire. La lèvre inférieure, au lieu d'offrir à la partie moyenne de son bord libre la légère dépression qu'on y observe habituellement, présente au contraire un relief destiné à être reçu dans la fente supérieure (Bouisson, Mémoire déjà cité, p. 10).

Étendue.—Sous ce rapport, la division labiale offre beaucoup de variétés. Tantôt la face antérieure de la lèvre présente sur toute sa hauteur une espèce de sillon semblable à celui qui résulte quelquefois d'une opération de bec de lièvre qui a mal réussi, tantôt la fente n'occupe que la moitié ou les trois quarts de la hauteur de la lèvre supérieure ; tantôt enfin elle est divisée complètement. Alors la division labiale répond par en haut à la narine avec laquelle elle communique plus ou moins immédiatement, et en bas à la lèvre inférieure quand la bouche est fermée. Lafaye prétend que très souvent la division comprend toute la hauteur de la lèvre. J.-F. Mekel et Nicati disent au contraire que le plus souvent on voit un petit prolongement de peau se porter transversalement de la base du nez et de son épine vers son aile, de manière à rendre la division incomplète.

D'après Laroche, Nicati et **M.** Leuckart (*Untersuchungen über das Zwischenkieferben des menschen,* page 49), le bec de lièvre simple existe le plus ordinairement sans division de l'arcade alvéolaire. Ce fait est déjà indiqué par Franco : « pareillement advient que les lèvres sont fendues sans que la mandibule ou palais soit fendu. » Il n'est pas rare de voir des cas dans lesquels la division de la lèvre existe conjointement avec celle du voile du palais.

Direction et forme.—Quand le bec de lièvre est médian, les bords en sont plus ou moins écartés; ils forment un triangle à base inférieure, et dont le sommet correspond à la sous-cloison du nez. Lorsqu'il est latéral, la solution de continuité, quelquefois presque verticale, est souvent oblique de haut en bas et de dedans en dehors; les bords en sont ordinairement droits Samuel Cooper dit avoir observé un sujet chez lequel ils étaient onduleux. Le bord externe est généralement plus long que le bord interne, circonstance importante à noter pour l'opération.

Le bord libre de la lèvre supérieure n'est pas toujours sur le même niveau, près de la division. Cela dépend de la rétraction de l'angle externe qui termine le sillon inférieurement ; plus la lèvre est relevée d'un côté, plus l'écartement de la division est grand. Cet écartement est peu considérable dans le bec de lièvre simple. Le nez est déformé, élargi du côté de la fente en raison directe de l'écartement; l'ouverture de la narine est déformée. Dans quelques cas, les bords de la division labiale sont maintenus très rapprochés des os par la membrane muqueuse ; tantôt ils sont libres dans une assez grande étendue, arrondis, lisses, tapissés par un épiderme qui, à l'époque de la naissance, ne diffère en rien de celui qui revêt le bord libre des lèvres. La structure de la lèvre est la même que dans l'état normal.

On est étonné de voir un homme comme Louis, qui a rendu à la science tant de services réels, discuter la question de savoir si dans le bec de lièvre il y a perte de substance. En effet, toute cette discussion se réduit à une dispute sur les mots, futile en théorie, inutile en pratique.

Complication. — Il arrive souvent que la division ne s'arrête pas à la lèvre, et qu'elle s'étend à l'arcade alvéolaire jusqu'au trou incisif, à la voute et au voile du palais qu'elle divise en deux parties. Dans ces cas, cette fente fait communiquer la fosse nasale du côté affecté avec la bouche. L'écartement des bords de la fente est toujours plus considérable que quand elle n'intéresse que la lèvre, il est surtout augmenté par les contractions des muscles de la face; alors, il donne à la physionomie une expression des plus désagréables et souvent repoussante. Le nez est plus large et plus déformé que dans la division labiale simple.

La lèvre peut être libre ou adhérente comme dans le cas précédent. La division de l'arcade alvéolaire a lieu tantôt entre la canine et l'incisive externe, tantôt entre les deux incisives; cette dernière disposition est celle qui m'a paru la plus fréquente sur les pièces que j'ai examinées tant dans le Musée Dupuytren que dans le cabinet de M. Breschet. M. Sanson possède une pièce anatomique, qui présente une division tombant sur le milieu du point d'implantation de la canine, de manière à la partager en deux parties égales. Le plus souvent, les dents sont verticales, mais quelquefois l'arcade alvéolaire a subi un mouvement de projection tel que les dents deviennent saillantes en avant et en dehors ; une des observations de Tenon en offre un exemple.

L'écartement de la voute palatine est proportionnellement plus étendu au moment de la naissance que sur les adultes. Cependant sur une tête d'enfant à terme, je l'ai trouvé de sept à huit millimètres. Et sur une tête d'adulte du Musée, marquée n. 3, j'ai trouvé dix-sept millimètres en arrière et onze en avant. On conçoit très bien que cette différence d'écartement puisse exister en sens inverse : on signale, en effet, des cas dans lesquels l'écartement est plus considérable en avant, et, dans d'autres, c'est en arrière ; il n'y a rien de fixe à ce sujet. A travers l'ouverture , on voit la paroi externe des fosses nasales et les anfractuosités qu'elle présente ; le bord interne se continue avec le vomer qui est presque constamment déjeté en dehors à un degré tel qu'il peut arriver au contact avec le cornet supérieur. La pièce n. 3, citée plus haut, en offrait un exemple.

La division du voile du palais est quelquefois très étroite, souvent elle est plus considérable que celle de la voute; on la voit souvent varier sur le même sujet, circonstance très importante sur laquelle nous reviendrons dans l'exposé anatomique des divisions de la voute et du voile du palais.

Le bec de lièvre simple peut exister en même temps que la division du voile du palais, sans division de la voute palatine. Malouet, Cranz et M. Roux en ont vu des exemples.

Enfin le bec de lièvre peut être accompagné d'une division complète de la voûte et du voile du palais du même côté, et d'une division incomplète du voile et de la voûte du palais du côté opposé. J'ai sous les yeux un cas de ce genre qui m'a été donné par mon ami M. Nélaton.

Lorsque l'arcade dentaire et la voute sont ainsi divisées, la fissure labiale affecte quelquefois une disposition particulière, partant de l'aile du nez elle se porte transversalement en dehors vers la joue, puis redescend vers la lèvre inférieure, de manière à former un angle ouvert dont le sinus regarde à droite quand le siège de la division est à gauche, *et vice versâ*. Dans le Musée Dupuytren, parmi les pièces en cire qui viennent de Desault, une d'elles, marquée **VD**, peut donner une idée de la disposition que je signale. La planche 9 de l'ouvrage de M. Leuckart en représente un très beau cas.

L'auteur dit en avoir vu un autre exemple dans sa pratique, et il ajoute que la fosse nasale est largement ouverte , mais que cette difformité ne compromet pas la vie des enfants qui peuvent très bien guérir à l'aide de l'opération.

Deuxième variété. — *Bec de lièvre double.*

Beaucoup moins fréquent que le précédent, il est constitué dans son état le plus complet, par l'existence de deux fentes qui , partant de l'ouverture de chaque narine, s'étendent jusqu'au bord libre de la lèvre supérieure ; de telle sorte que celle-ci se trouve divisée en trois parties, l'une moyenne d'un volume variable, et deux autres latérales dont le volume est presque toujours plus considérable.

Les bords de ces divisions ont une étendue verticale plus grande lorsque l'écartement est moindre. Ils sont tantôt droits, tantôt irréguliers, et constituent approximativement deux V renversés, qui comprennent entre eux la portion moyenne, et dont la branche externe pour chacun, va aboutir à la commissure des lèvres, ou si le désordre est moindre, à des distances variables des commissures.

Dans son état de conformation le plus avantageux, le lobule médian est ordinairement triangulaire. Il a sa base en haut, son plus grand diamètre est vertical. Ce lobule est tantôt lâche et tantôt rétracté de manière à laisser voir le bord gingival de la portion maxillaire supérieure ; dans ce cas, il existe un sillon plus ou moins profond entre le bord de la partie charnue et de la partie dure ; l'on y voit le frein de la lèvre. Le sillon qui sépare inférieurement le lobule mou de la portion osseuse isolée qui lui correspond, se prolonge de chaque côté en remontant vers les fosses nasales.

Lorsqu'aux désordres que nous venons d'exposer s'ajoute une double division de l'arcade dentaire, ou de la voûte, il existe derrière le lobule un tubercule osseux qui porte chez l'adulte des dents au nombre de deux à quatre. Les fentes qui séparent ce tubercule du reste de l'os maxillaire conduisent dans les fosses nasales, et quand on regarde dans la bouche du malade, on voit les fosses nasales largement ouvertes des deux côtés. Cette large communication de la voûte du palais est séparée en deux par le vomer qui supporte le tubercule médian. Chose digne de remarque, le bord postérieur et inférieur du vomer, qui dans l'état normal est si délié, offre dans ce cas un volume peut-être quatre fois plus considérable ; il est comme suspendu au milieu de la division de la voute qu'il partage. Il est dévié tantôt à droite tantôt à gauche, le plus souvent à gauche. Sur ses parties latérales on aperçoit deux sillons qui semblent être destinés à loger un vaisseau qui se rendrait au tubercule osseux. La pièce que m'a donnée M. Lenoir présente ce sillon sur le côté gauche du vomer ; il se continue avec la suture de réunion des deux os incisifs.

La portion osseuse qui supporte la totalité des dents incisives, quand elle est desséchée, paraît remplie et comme soufflée chez les enfants, à cause du dessèchement des germes des dents incisives; elle s'articule avec le vomer par deux prolongements fourchus entre lesquels est reçu le vomer, dont les os intermaxillaires ne seraient qu'une dépendance.

Les parties qui recouvrent le tubercule osseux sont constituées par la peau, le tissu cellulaire, quelques fibres de l'orbiculaire, le muscle nasolabial et une portion de la membrane palatine.

Remarquons cependant que M. Laroche (*Thèse citée*, p. 54), ne dit pas avoir disséqué un seul bec de lièvre et je n'ai rencontré aucun auteur qui l'ait fait, cependant, il ne serait pas sans intérêt de savoir qu'elle est l'état des fibres musculaires des vaisseaux et des nerfs dans ce lobule. Quant à la structure des lambeaux latéraux, on n'a pas indiqué qu'il y eut une différence de structure avec l'état normale.

Cette description que je viens de donner souffre quelques exceptions qui, dans certain cas, constituent une complication importante au point de vue du traitement, puisqu'elle réclame une modification dans le procédé. Ainsi, il arrive quelquefois que la division de la lèvre n'est pas complète d'un côté, quoique l'arcade dentaire soit étendue des deux côtés; c'est le cas que présente une pièce que je dois à l'obligeance de M. Lenoir, pièce que j'ai déjà eu occasion de citer et qui est un exemple de la division incomplète, signalé par J. F. Mékel et Nicati. Cette pièce a été prise sur un jeune enfant, mort à l'hôpital de la clinique. Le sujet a été injecté, et dans une espèce de pont cutané étendu de l'aile du nez à l'épine nasale et qui séparait la division labiale de la narine, M. Lenoir a trouvé un rameau artériel fourni par l'artère coronaire du côté droit, qui allait se jeter dans le lobule médian. Celui-ci était fortement porté en avant semblait fixé à l'extrémité du nez, il supportait deux incisives internes, les deux externes n'étaient pas encore poussées.

La situation du lobule médian à l'extrémité du nez, est une des complications principales de la variété du bec de lièvre double que nous examinons. Le cas s'est déjà présenté plusieurs fois, dans cette circonstance, le lobule est placé sur un plan tellement antérieur à celui des deux os maxillaires, que pour amener au contact les bords avivés du lobule et des fentes latérales, on se trouve dans la nécessité d'enlever ce tubercule osseux, ou de le luxer ainsi que se proposait de le faire M. Lenoir dans le cas cité plus haut, et comme l'a fait M. Huguier, dans une circonstance que nous indiquerons plus tard.

Le tubercule médian, sans être placé tout à fait à l'extrémité du nez, peut être fortement relevé, de telle manière que les dents, quand elles sont poussées, sont dirigées tout à fait horizontalement en avant, et quand elles ne le sont pas, c'est le bord alvéolaire qui forme la face antérieure du tubercule osseux. Cette circonstance est très importante à noter à cause des accidents que peut entraîner l'évolution subséquente des dents.

Existe-t-il des cas de bec de lièvre semblables à celui qui a été cité par Lafaye, c'est à dire avec des fissures médianes accompagnées de deux autres divisions latérales de la lèvre supérieure? En consultant le

2

texte, il es t fcle de se convaincre que Lafaye n'a pas observé de cas semblable, ainsi que l'ont fait remarquer MM. Roux et Aug. Bérard (article BEC DE LIÈVRE, *Dictionnaire de Médecine*, en 25 vol.). Mais M. Bouisson, dans son mémoire, rapporte un passage de Sandifort, dans lequel cette variété serait indiquée, non pas d'après les propres observations de l'auteur, mais sur la foi de Roonhuysen, Van-Solingen, Rosen, Haller. Il est à regretter que Sandifort n'ait pas donné plus de détails.

Existe-t-il des exemples de division double des lèvres, jointe à une division pareillement double de l'arcade dentaire jusqu'au canal palatin antérieur, sans division de la voute et du voile du palais. Les cas en sont fort rares, M. Leuckart (seconde note de l'ouvrage déjà cité page 49), dit avoir vu dans la collection de Bleuland à l'université d'Utrecht, un bec de lièvre double formé par la séparation des os intermaxillaires d'avec les maxillaires supérieurs, sans division de la voute et du voile du palais. La partie séparée était très apparente et supportait les dents incisives internes. Ce cas a été dessiné par Nicati.

Il existe des cas dans lesquels, en même temps qu'il y a bec de lièvre double, il y a aussi transposition des organes ; M. Bouisson en cite un exemple qu'il a vu dans le musée de Strasbourg : dans un des bulletins de la société anatomique de 1834, page 253, on trouve l'observation d'un enfant qui avait été opéré d'un bec de lièvre huit jours après sa naissance, qui a succombé à la suite de l'opération, et sur lequel on a observé une semblable transposition.

Troisième variété. — *Gueule de loup.*

Cette variété est constituée par un degré plus avancé des désordres de la variété précédente. Le tubercule moyen, le vomer qui le supporte et la lame perpendiculaire de l'ethmoïde ont disparu, ainsi que les apophyses palatines des os maxillaires et palatins, d'où il résulte une seule et large cavité. Avec cette altération coïncide une division des joues qui quelquefois existe seule, et qu'on a décrite sous le nom de fissures congénitales des joues; le plus souvent encore elle coïncide avec la monopsie.

En général cette variété est accompagnée de désordres tels dans le système nerveux, qu'elle est incompatible avec la vie.

Quatrième variété. — *Division congéniale de la voute et du voile du palais.*

L'histoire de cette dernière variété est toute moderne, elle remonte à l'époque de la découverte du traitement qu'on leur oppose, il y a trois degrés, suivant que la division s'étend plus ou moins d'arrière en avant. 1° Division de la luette seule, 2° division entière du voile du palais, 3° division du voile et de la voute.

1° *Division de la luette.* — Ce degré est le plus rare des trois; M. Roux dit ne l'avoir vu qu'un très petit nombre de fois, et il ajoute que les observations de bifurcation de la luette d'*uvula bifida*, que quelques auteurs ont décrit, n'était autre chose que des divisions incomplètes du voile du palais; il conçoit cependant qu'il puisse y avoir un degré intermédiaire de division de la luette et de la moitié du voile du palais, et il croit l'avoir rencontré deux fois. Une première sur une demoiselle de Verrier et l'autre sur un enfant de 6 à 7 ans. On en trouve le dessin dans la première planche de son mémoire sur la staphyloraphie.

2° *Division du voile du palais.* — On l'observe assez fréquemment quand elle existe, elle est généralement complète et toujours médiane; chacune des deux moitiés du voile est rétractée en dehors et surtout à la partie inférieure, elles laissent entre elles un espace triangulaire qui correpond à la base de la langue d'où résulte une large communication entre la partie supérieure du pharynx et la bouche sur les côtés de la division on voit suspendues les deux portions de la luette bifide, chacun de ces bords, un peu plus épais en bas qu'en haut est recouvert par une pellicule membraneuse qui se continue avec la membrane muqueuse des deux surfaces du voile du palais.

Cette espèce de division du voile du palais coïncide quelquefois avec un bec de lièvre simple ou double, sans division de la voute. Cette coïncidence ne constitue pas une complication ni dans l'un ni dans l'autre cas; ces deux maladies peuvent être traitées isolément sans que le traitement de l'une influe sur l'autre.

3° *Division du voile et de la voute.* — Enfin la voute peut être entièrement divisée sans qu'il y ait division de la lèvre. Nous avons cité plus haut les auteurs qui en ont rapporté des exemples, mais ces exemples sont très rares. On voit au contraire beaucoup plus fréquemment le bec de lièvre coïncider avec la division du voile et de la voute du palais.

Lorsqu'on examine un individu affecté de cette difformité, on remarque d'abord , au moment où l'on a fait ouvrir la bouche du malade que l'écartement des bords de la division est considérable; mais, si l'on attend quelques instants , on voit bientôt les bords de l'ouverture se rapprocher petit à petit et arriver presqu'au contact. C'est l'observation de ce rapprochement spontané qui a conduit M. Roux à la découverte de la *staphyloraphie*. Depuis, M. Blandin a attaché beaucoup d'importance à ce phénomène , il pense que quand la bouche est fermée, les deux bords de la division se touchent.

Toutes les différentes variétés de divisions congéniales, dont nous venons de faire l'exposé anatomique, se développent probablement sous l'influence des mêmes causes, celles-ci sont encore enveloppées d'une très grande obscurité ; et c'est le point de l'histoire de ces affections sur lequel les auteurs ont le moins insisté ; c'est sur elle que nous devons maintenant fixer notre attention , avant d'exposer les symptômes ou les effets de ces difformités et leur traitement.

§ II. *Etiologie.*

La plupart des auteurs qui ont tracé l'histoire du bec de lièvre, ont recherché les causes de sa formation. Je ne m'arrêterai pas à reproduire toutes les idées erronées ou ridicules qui ont été émises sur ce point; j'examinerai seulement quelques unes des questions qui divisent maintenant les chirurgiens et les tératologues.

Ces questions se rapportent à six chefs.

1° Influence de l'imagination de la mère;

2° Causes mécaniques;

3° Adhérence anormale du fœtus avec ses membranes;

4° Hérédité ou altération primitive des germes;

5° Arrêt de développement;

6° Maladie particulière du fœtus.

1° *Influence de l'imagination de la mère.* — C'est la plus anciennement admise; elle a toujours eu beaucoup de crédit dans le vulgaire, quelquefois même elle a trouvé de l'écho dans l'esprit de quelques hommes distingués par leur intelligence. Ainsi, dans quelques unes de ces observations, Lafaye demande à la mère si, pendant le cours de sa grossesse, elle n'a pas été frappée à la vue d'un animal quelconque. Toutefois, il est aisé de voir qu'il n'y attache pas une grande importance. De nos jours, cette cause est jugée peu digne de fixer l'attention, et peu s'en faut qu'elle ne soit rangée dans la même catégorie que celle de Jourdain et d'Osiander, qui attribuaient, l'un (Jourdain) la formation du bec de lièvre à une *déchirure que le fœtus se serait faite lui-même avec les poings;* et l'autre (Osiander), à l'écoulement d'une humeur qui, tombant du crâne à travers l'éthémoïde *sur la membrane qui ferme la bouche, en déterminait la rupture sur la ligne médiane.* Cependant, on trouve dans le Journal général de Médecine (t. XLV, septembre 1822), une lettre du docteur Martin de Lyon, qui renferme l'histoire suivante : « Une femme, enceinte de quatre mois et demi, est vivement frappée de la vue d'un lièvre écorché en sa présence par son mari. Pendant les derniers mois de sa grossesse, son imagination lui représente sans cesse ce lièvre écorché, et elle ne doute pas que l'enfant qu'elle porte ne doive naître affecté d'un bec de lièvre. Quelque temps avant d'accoucher, elle annonce, de la manière la plus positive, au médecin appelé par elle, que son enfant présentera ce vice de conformation, et sa prédiction se vérifie. »

Cette observation, dit M. Isidore Geoffroy Saint-Hilaire, au premier aspect semble très concluante, et l'on dirait presque avec le médecin qui l'a rapportée qu'elle laisse peu de ressources à ceux qui voudraient révoquer en doute l'influence toute puissante de l'imagination de la mère ; mais c'est le seul fait authentique de la science, et combien de fois de semblables prédictions ne se sont-elles pas trouvées fausses? Nicati rapporte précisément un cas qui peut très bien lui être opposé, c'est celui d'une femme qui ayant eu presque constamment sous les yeux, pendant quatre grossesses, un sujet affecté d'un horrible bec de lièvre, ne doutait pas que ses enfants ne présentassent le même vice de conformation; cependant elle devint mère de quatre enfants bien conformés.

Combien de faits semblables ne pourrait-on pas citer, mais on les passe sous silence, et alors on s'empresse de déduire des conséquences et de généraliser un fait unique dont le hasard est presque toujours le seul auteur, quand la fourberie et le charlatanisme ne se sont pas fait ses auxiliaires. Je n'insisterai pas davantage sur cette cause : la science la repousse, à tort peut-être, dit M. Blandin, et, si je l'ai mentionnée, c'est pour ne pas encourir le reproche d'omission.

2° *Causes mécaniques.* — Tenon, ayant observé, sur le squelette d'une jeune fille de quinze ans, affectée de bec de lièvre double, que les dents étaient fortement inclinées en dehors vers les joues, crut que le bec de lièvre et l'inclinaison des dents pouvaient être produits par le volume trop considérable de la langue. Le même auteur rapporte, dans sa première observation, un autre cas de bec de lièvre, qu'il attribue à une cause mécanique d'une autre nature, l'accroissement trop rapide et l'hypertrophie de la portion du cerveau qui correspond aux temporaux. Cette dernière ne mérite pas qu'on s'y arrête. Mais Wrolick, et après lui Nicati, ont admis l'influence du volume de la langue qui, développée de bonne heure chez le fœtus peut, lorsque la cavité buccale est trop étroite pour la contenir, surtout inférieurement, être poussée en haut et devenir un obstacle à la réunion des os. Notre infortuné collègue et ami Antoine Andral, dont la science déplore la perte, dit, dans un excellent article du *Dictionnaire des Études médicales*, avoir mesuré comparativement les mâchoires inférieures d'enfants à terme atteints de bec de lièvre, et celles d'autres enfants présumés du même âge. Sur les premiers, l'écartement du maxillaire inférieur est plus considérable que sur les seconds ; en conséquence il repousse la cause admise par Tenon et Nicati, qui peut, à la rigueur, rendre compte de la division de la voute palatine, mais qui ne saurait, en aucune façon, expliquer le bec de lièvre sans division de la voute ni du voile du palais.

M. Bouisson objecte aussi avec beaucoup de raison que sur quelques fœtus monstrueux, les anencéphales par exemple, la langue est considérablement développée, puisqu'elle sort entre les lèvres ; en outre il cite un fait très concluant, qui lui a été fourni par M. Delmas, sur un fœtus atteint de bec de lièvre double, la langue présentait sur la ligne médiane un sillon de plusieurs lignes de profondeur qui recevait le bord inférieur du vomer. D'où il est naturel de conclure que la langue ne saurait avoir une action désunissante, puisqu'on la voit subir l'influence des dispositions osseuses. On a encore indiqué comme cause directe l'action d'une violence extérieure. Je ne crois pas devoir discuter, cette dernière assertion qui me paraît invraisemblable.

Haller admet les causes mécaniques. Mais il les subordonne préalablement à une imperfection organique, consistant dans l'absence du tissu cellulaire, qui dans les premiers temps réunit les os maxillaires entre eux. Le tissu cellulaire manquant, les os tendent à s'éloigner, en s'éloignant ils réagissent sur les muscles de la lèvre supérieure, les tiraillent peu a peu, jusqu'à ce qu'il s'opère une déchirure qui constituera le bec de lièvre. Il y a une objection principale à cette explication, c'est que les divisions labiales simples, ou sans écartement de la voute, sont plus fréquentes que celles qui sont accompagnées de l'écartement de la voute du palais, ainsi que nous l'avons indiqué plus haut.

3° *Adhérences anormales du fœtus et de ses annexes.*—M. Geoffroy Saint-Hilaire assigne aux divisions labiales une cause qui rentre aussi dans l'ordre des causes mécaniques, et qui, selon lui, a une grande influence dans la production d'un très grand nombre de difformités et de vices de conformation. Ainsi, ce célèbre naturaliste attribue le défaut de réunon de l'os intermaxillaire avec le maxillaire, et des diverses portions des lèvres entre elles , à la formation d'adhérences pathologiques entre les membranes de l'œuf et les parties antérieures de la mâchoire supérieure et a une traction exercée sur celle-ci par les membranes, par l'intermédiaire des brides et des adhérences.

En admettant la réalité des faits invoqués par M. Geoffroy Saint-Hilaire à l'appui de sa doctrine, il nous paraît difficile d'expliquer comment les brides peuvent se développer pour produire la division du voile du palais.

Des observations de Tiédemann , Dugès et de M. Dubreuil, semblent venir à l'appui de l'opinion de Béclard , opinion qui fait dépendre ces vices de conformations de l'imperfection du système nerveux. Les observateurs que je viens de citer ont eu occasion de voir des fœtus atteints de bec de lièvre, sur lesquels on a trouvé le nerf olfactif détruit les hémisphères cérébraux soudés en avant, et en même temps il y avait absence du corps calleux; mais nous pensons qu'on ne doit voir là qu'une simple coïncidence d'anomalie, chez les fœtus anencéphales on trouve souvent des monstruosités, que l'anencéphalie n'explique en aucune manière, et d'ailleurs, sur les individus qui ont vécus ayant un bec de lièvre, on n'a signalé aucune lésion de ce genre.

4° *Hérédité ou altération primitive des germes.* —Je n'insisterai pas sur l'altération primitive des germes, opinion déjà ancienne et qui se fonde sur la ressemblance avec le père. Car, ainsi que le dit M. Isidore Geoffroy Saint-Hilaire (*Tératologie*, page 583). « Les enfants affectés du bec de lièvre naissent presque toujours de parents bien conformés. La fissure labiale est en effet l'une des anomalies qui se transmettent le moins fréquemment par voie de génération. Les faits sur lesquels on a prétendu établir l'hérédité du bec de lièvre sont en effet très peu nombreux, peu authentiques et de peu de valeur. »

Dans une note, il rapporte à l'appui un fait tiré d'un compte rendu de la séance de l'Académie de Médecine, du 26 juillet 1822. Dans un mémoire présenté à l'Académie, on rapportait qu'une femme, affectée de bec de lièvre, avait eu onze enfants bien conformés. Une de ses filles ayant fait une fausse couche à deux mois et demi, l'embryon avait paru être affecté de fissure labiale comme l'aieule; les commissaires ne partageaient pas l'opinion de l'observateur, à cause de la petitesse de l'embryon, et surtout parce que la séparation naturelle de la lèvre, naturelle dans les premières périodes de la vie intra-ultérines, pouvaient en avoir imposé à l'observateur. Je ferai cependant remarquer que cette observation aurait de la valeur si l'existence de la division labiale avait été nettement établie, puisque maintenant l'on s'accorde généralement à admettre qu'à aucune époque de la vie fœtale les lèvres n'offrent normalement les divisions admises par quelques auteurs.

5₀ *Arrêt de développement.*—Il nous reste à exposer la cinquième théorie qui mérite une attention particulière, et qui est adoptée par le plus grand nombre des anatomistes actuels, bien qu'elle ait pour adversaires des hommes d'un très grand poids.

Pour exposer convenablement cette théorie, il me paraît nécessaire de présenter ici avec quelques détails les différentes opinions des anatomistes sur le développement normal des parties, siège ordinaire du bec de lièvre.

On sait que Meckrel, Blumenback et Béclard admettent que la lèvre supérieure se développe par trois points, l'un médian, les deux autres latéraux, lesquels trois points se réunissent en constituant les bords de la gouttière sous-nasale. La lèvre inférieure a seulement deux points réunis sur la ligne médiane.

M. Blandin se sépare des opinions précédentes, en un point capital : selon lui, le lobule médian serait originairement composé de deux parties ; il cite à l'appui des observations sur l'état normal de certains animaux, et cette manière de voir seule rend intelligible le bec de lièvre médian.

M. Velpeau, n'ayant pu réussir à trouver à aucune

époque de la vie fœtale les parties séparées de la lèvre
supérieure, n'admet point les divisions primordiales.
M. Cruveilhier partage la même opinion.

M. Blandin répond que l'observation directe ne lui
a pas effectivement « montré, chez l'embryon, les
scissions complètes de la lèvre supérieure auxquelles
on a trop cru, sur la foi des assertions de Blumenback,
et qui constituent toujours des anomalies ; mais elle
m'a prouvé très clairement : 1° que le passage de la
lèvre supérieure de l'état muqueux qu'elle revêt d'a-
bord, à un état d'organisation plus élevé, se fait par
plusieurs points bien distincts ; 2° que ces points mar-
chent à la rencontre les uns des autres, au milieu de
l'espèce de gangue organique dans laquelle ils se sont
formés ; 3° que la matière muqueuse primitive de la
lèvre est résorbée, à mesure que les points en question s'étendent ; 4° que cette matière muqueuse qui
servait de moyen d'union entre les parties de l'organisation nouvelle, ne disparaît qu'après la fusion in-
time de celle-ci ; 5° enfin que les scissions anormales
de la lèvre supérieure sont bien en réalité le produit
d'un arrêt de développement, dont la cause a empêché
la fusion des points de l'organisation définitive de cette
lèvre sans s'opposer à la résorption de la matière muqueuse originelle, matière dont l'existence, nécessairement temporaire, est bornée aux premiers moments
de la vie intra-utérine. » (*Nouveaux Eléments d'Ana-
tomie descriptive*, t. II, p. 87.)

Les raisons de M. Blandin me paraissent fondées,
et je m'y rends, déterminé surtout par l'analogie qu'il

tire un peu plus loin du développement des vertèbres, et qui rend compte du Spina-bifida. Dire que le bec de lièvre est un arrêt du développement, ce n'est donc pas dire que la lèvre était primitivement fendue. Et ce n'est pas faire une objection solide à cette théorie, que d'alléguer contre elle, que l'on n'observe à aucune époque de la vie fœtale, cette division des lèvres.

Le développement de la portion dure subjacente aux parties molles de cette région a été également fort controversé ; et ici on a des raisons suffisantes pour prendre un parti.

Jusque vers le milieu du siècle dernier, tous les auteurs qui s'étaient occupés du développement des os, avaient admis seulement deux points principaux d'ossification, pour la voute du maxillaire supérieur. Vers 1786, Goëthe, conduit par l'analogie, rechercha et décrivit clairement un noyau osseux existant dans plusieurs têtes de fœtus. Il le compara à l'os intermaxillaire existant chez certains vertébrés, et indiqua en même temps les raisons pour lesquelles cet os doit être moins développé chez l'homme que les animaux.

Plus tard, en 1819, Goëthe fit une addition à son premier mémoire, dans laquelle il consigna ses recherches historiques au sujet de l'os intermaxillaire. C'est là qu'il cite les noms de Galien, qui aurait signalé l'existence de l'os intermaxillaire sur les animaux; de Vésale, qui l'a vu également chez les animaux et qui le nie chez l'homme ; d'Albinus enfin, qui l'aurait peut-être connu chez l'homme, puisqu'il décrit les sutures qui le séparent de l'os maxillaire.

Blumenbach prétend d'abord que l'os intermaxillaire existe seulement dans les animaux, et que son absence chez l'homme caractérise l'espèce humaine. Mais Goëthe nous apprend, que d'après ses démonstrations, Blumenbach quitte sa première opinion, et adopte l'os intermaxillaire pour l'homme comme pour les animaux.

Au dire de M. Martins qui a ajouté des notes au mémoire de Goëthe, Spigel est le premier auteur qui aurait signalé d'une manière positive, l'existence de l'os intermaxillaire chez l'homme.

En 1822, Nicati donne un dessin de cet os. Il dit qu'il est formé de deux noyaux pour ces deux moitiés, c'est à dire de quatre noyaux pour la totalité de l'os.

MM. Velpeau et Cruveilhier ne l'admettent pas. M. Cruveilhier pense que les lignes formées par les sutures de l'os intermaxillaire ne sont que de simples fissures accidentelles. Il a soutenu dernièrement cette opinion dans une discussion académique, contre M. Breschet, qui est un des partisans les plus prononcés de l'os intermaxillaire.

M. Weber, qui a d'abord nié cet os, l'admet maintenant, depuis qu'il est parvenu, avec de l'acide nitrique étendu d'eau, à séparer l'os intermaxillaire jusqu'à l'âge de deux ans. Mais, chose remarquable, M. Weber a trouvé que la suture incisive (*Sutura incisiva*), au lieu de tomber entre la dent canine et la dent incisive, tombe sur le milieu de l'alvéole de la dent canine. Or, pour le dire en passant, ce fait rend moins extraordinaire la disposition de la pièce de M. Sanson, dont nous avons parlé.

Enfin, le dernier travail qui ait paru à ce sujet, est celui de M. Leuckart, qui a été publié à Stuttgard, en 1840. M. Leuckart me paraît établir l'existence de l'os intermaxillaire d'une manière incontestable, tant par les considérations judicieuses, que par les dessins qu'il a ajoutés à son mémoire; il indique avec soin l'époque à laquelle il est le plus apparent (deux mois et demi à trois mois), après le quatrième mois, il a, dit-il, contracté les rapports qu'il conservera plus tard. Il y a surtout dans ce mémoire; une historique très détaillé et très bien fait de tout ce qui a trait à la découverte de l'os intermaxillaire; en un mot c'est le travail le plus complet sur ce sujet.

Cependant, je dois dire que si je crois fermement à l'existence de l'os intermaxillaire, je n'ai pas puisé cette conviction dans l'ouvrage récent de M. Leuckart; je me l'étais déjà formée depuis 1838, en examinant avec beaucoup d'attention les pièces nombreuses que possède M. Breschet, et les têtes d'hydrocéphales du Musée Dupuytren.

Enfin, pour en venir à la question de l'arrêt de développement, considéré comme cause du bec de lièvre, nous dirons qu'il est tout à fait rationnel de regarder cette difformité comme le résultat d'un défaut d'évolution de l'os intermaxillaire. De cette manière, les différentes variétés que présente le bec de lièvre trouvent une explication toute naturelle dans l'absence d'union des différentes pièces qui constituent l'os intermaxillaire, soit entre elles, soit avec l'os maxillaire.

Cette théorie est surtout applicable à la séparation

des parties dures ; elle se prête moins assurément à la division des parties molles, puisque leur mode de développement n'est pas encore bien déterminé. Cependant, bien que les quatre points admis par M. Blandin pour le développement des lèvres, n'aient pas encore été démontrés sur l'embryon, il est très rationnel. de penser avec cet anatomiste que le développement des parties molles se moule sur celui des parties dures.

Mais, qu'il soit bien entendu que par arrêt de. développement, je ne prétends pas dire que les divisions congéniales, que présentent certains enfants, soient dues à la persistance d'un état normal de leur vie embryonnaire.

6° *Maladies du Fœtus.*—Ce dernier ordre de causes est mis en avant par M. Velpeau qui, n'admettant pas les différents points de développement des parties molles et des parties dures que nous avons exposées, dit que le bec de lièvre lui a paru devoir se rapporter à quelque maladie, bien plus souvent qu'à un défaut d'évolution naturelle. Cependant il est difficile d'accepter cette opinion de M. Velpeau, parce que si le bec de lièvre résultait d'une maladie, on devrait rencontrer des divisions morbides, non pas seulement aux lèvres , mais encore dans les différents points de la face et du corps. Or, si on considère que les solutions de continuité congéniales, affectent seulement les lèvres ou le palais, et si les variétés qu'elles présentent se lient à différentes circonstances de l'évolution de l'os intermaxillaire, on doit, ce me semble , en conclure que le bec de lièvre résulte d'un arrêt de développement et non pas d'une maladie supposée.

A ces différentes causes que je viens d'exposer, on peut ajouter, sous forme d'appendice, un dernière théorie, que M. Bouisson vient de proposer, sur la formation du bec de lièvre. (Bouisson, Montpellier, 1841.) Ce jeune professeur admet : *que le même travail organique qui préside à la formation de l'ouverture buccale, préside à la formation des fissures labiales* (p. 42.), Que dès lors le travail d'absorption qui, d'après Meckel et Burdach, s'exerce sur la partie buccale de la vésicule digestive, pour amener la perforation de l'ouverture buccale, que ce même travail d'absorption s'exercerait sur les lèvres, et produirait sur elles les fissures qui constituent le bec de lièvre.

Cette théorie de M. Bouisson ne me paraît pas admissible pour deux raisons : 1° parce qu'il n'est pas démontré que l'ouverture de la bouche résulte d'une absorption qui s'exerce dans les premiers mois de la vie fœtale ; 2° parce qu'en admettant ce mode de production du bec de lièvre, on ne comprend pas pourquoi il est si commun sur la lèvre supérieure, et si rare sur la lèvre inférieure.

§ III. *Bec de lièvre congénial ; Ses effets et son traitement.*

Le bec de lièvre simple gêne la prononciation, tous les auteurs sont d'accord sur ce fait ; mais ils n'entrent point dans des détails à ce sujet.

La gêne est surtout apparente lorsqu'il s'agit de consonnes dont la prononciation exige le concours des lèvres, et surtout de celles appelées par M. Gerdy ex-

plosives, telles que le *b* et le *p*, les autres telles que le
v, l'*f*, l'*m*, seront plus ou moins altérées selon l'étendue de la division.

L'analyse du mécanisme physiologique de la succion
nous indique qu'elle doit être également gênée; mais
nous manquons d'observations précises qui nous montrent jusqu'à quel point la fonction est lésée. D'ailleurs, comme il est nécessaire pour que la succion
s'exécute, qu'il y ait tendance à la formation d'un vide
dans la cavité buccale, ne serait-il pas possible de remédier temporairement à la division de la lèvre, en
pinçant et rapprochant les deux bords de lasolution
de continuité pendant qu'on présente le sein à l'enfant ?

Traitement. — Ici se présente une première question. Quand faut-il opérer ? Cette question débattue
par les plus grands praticiens n'est certainement point
encore complètement résolue.

Les uns veulent que l'on opère immédiatement après
la naissance, d'autres dans le courant de la première
année, d'autres enfin proposent d'attendre que les enfants aient atteint leur troisième ou quatrième année.

Examinons les raisons des partisans de ces diverses
opinions :

Ceux qui, comme Busch, et Bonfils de Nancy, etc.,
veulent que l'on opère immédiatement après la naissance s'appuyent sur les arguments que voici:Les chairs
sont beaucoup plus vasculaires ; l'enfant, l'opération
terminée, ne criera plus, étranger qu'il est à la crainte,
l'allaitement sera plus facile, la succion pouvant aisé-

ment s'opérer, la cicatrice sera moins apparente. Puis on pourra empêcher l'enfant de téter plus facilement vu qu'il n'en aura pas encore l'habitude, enfin une opération aussi facile et aussi peu douloureuse que celle-là ne peut amener aucune complication sérieuse compromettant la vie de l'enfant.

D'un autre côté, ceux qui, avec Dionis, Boyer, M. Sanson, pensent qu'on ne doit opérer (à moins de complication) que quand les enfants ont atteint l'âge de trois ou quatre ans se fondent sur des arguments pour le moins aussi forts que ceux de leurs antagonistes. Les enfants ont assez de raison pour désirer leur guérison, ils s'y prêtent plus volontiers, ayant à cœur de se débarrasser d'une infirmité qui leur attire les railleries de leurs camarades.

Ils peuvent avaler des liquides sans faire de mouvements des lèvres , puis la mollesse des tissus leur *sécabilité* si grande dans le premier âge a complètement disparu, et les lèvres sont des parties toujours assez vasculaires pour permettre une prompte réunion.

Toutefois Boyer, partisan de cette opinion, pensa que deux circonstances permettent d'agir contre ce principe; la première, c'est quand l'écartement des bords est tellement prononcé qu'il gêne la succion; la seconde, quand la division du voile du palais ou de la voûte palatine qui complique le bec de lièvre laisse refluer, dans les narines, le lait versé par la bouche. Ici la vie de l'enfant est compromise, on ne doit donc point craindre, dit cet auteur, d'opérer prématurément. Dupuytren n'adopte ni l'une ni l'autre de ces deux poinions. Après avoir énuméré les raisons que nous venons de donner en faveur de chacune d'elles ; il ajoute: il n'est point sûr d'opérer à l'instant même de la naissance, parce que les chairs sont trop sécables par les aiguilles, et parce qu'il serait imprudent d'augmenter les chances de mortalité qui ne sont déjà que trop nombreuses à cet âge. Les avantages ne balancent donc point les inconvénients, d'autant plus que les enfants déjà à la naissance sucent par instinct, et que c'est là le plus grand obstacle pour la réussite de l'opération.

D'un autre côté, l'époque la moins convenable, continue Dupuytren, pour les opérations de ce genre, est celle de trois ou quatre ans, car les enfants n'ont pas assez de connaissance pour désirer l'opération ; mais ils connaissent la douleur et feront tout pour l'éviter. Si l'on attend plus tard la raison et le courage sont plus développés, mais la difformité osseuse s'accroît et gênera l'opération. Il est donc avantageux selon l'auteur d'agir de bonne heure. Il conseille en conséquence de choisir l'âge de trois mois, parce qu'alors la vie est plus assurée, les chances de mortalité moindres; que l'enfant sent bien la douleur, mais qu'il l'oublie dès qu'elle est passée et n'entrave en rien l'opération. (Dupuytren, *Leçons orales*, t. IV, p. 91, 92.)

M. Velpeau (*Méd. opérat.*, t. III, p. 505, 506, 507) pense qu'il est plus convenable d'opérer dans les six premiers mois de la vie ; mais que si l'on ne se décidait point à pratiquer l'opération dans ce laps de temps, il vaudrait mieux attendre la fin de la première enfance, c'est à dire choisir pour opérer l'âge de dix à quinze ans.

M. Velpeau ajoute à toutes les raisons données par Bonfils, Busch, Roonhuysen, et pour prouver que l'opération est plus profitable et mieux indiquée au premier âge de la vie, que l'ingestion de quelques gouttes de lait ou de bouillon n'apporteront qu'un faible obstacle au succès, que l'existence prolongée du mal entraîne plus d'inconvénients qu'on ne semblerait l'imaginer, qu'il gêne la prononciation et par suite le développement intellectuel, et que d'ailleurs les succès obtenus par Muys, Roonhuysen, Ledran, Bell, Busch, Bonfils et M. Delmas sont là pour prouver que l'opération réussit très bien pratiquée le plus près possible de la naissance.

Pour guérir le bec de lièvre, trois indications doivent être remplies, aviver les bords, affronter les bords ensemble, les maintenir dans un contact parfait, jusqu'à leur réunion complète.

L'avivement a soulevé de nombreux débats. Les uns voulaient que l'on avive avec le fer chaud, d'autres avec le beurre d'antimoine, d'autres avec des vésicatoires (Louis).

Aujourd'hui, tous ces procédés sont abandonnés, l'excision est universellement préférée. Mais doit-on exciser les bords de la division avec les ciseaux ou le bistouri ; cette question après de nombreux débats est restée non résolue. Les uns veulent opérer avec le bistouri, parce que les bords de la division sont plus nets, moins mâchés, et produisent une coaptation plus

r égulière, adouleur est d'ailleurs mndre ; d'autres,
ceuxqui préfèrent les ciseaux prétendent que la cicatrice est tout aussi linéaire et que la célérité est bien
plus grande.— Bell, pour résoudre la question, opéra
un individu d'un côté avec les ciseaux, et de l'autre
avec le bistouri ; et le malade assura que c'était le côté
opéré avec le bistouri qui l'avait fait le plus souffrir.
Le côté qui avait été opéré par les ciseaux (Dit. Bell,
t. IV, p. 99) ne se gonfla et ne s'enflamma pas plus
que l'autre pendant le traitement.

Aujourd'hui, on donne cependant généralement la
préférence à des ciseaux forts, à branches longues et
solides (Desault).

Si l'on se sert du bistouri, on place sous la lèvre un
liège ou un carton, et on taille de dehors en dedans
son lambeau sur le carton en enfonçant la pointe de
l'instrument au dessus de l'angle de réunion des lèvres
de la division ; on pourrait encore, enfoncer le bistouri par sa pointe, de la muqueuse à la peau, puis
tailler son lambeau en tirant l'instrument à soi ; mais
nous ne voyons aucune raison qui peut faire préférer
ce procédé à l'autre.

Nous verrons plus loin dans la description du procédé opératoire comment on pratique l'avivement à
l'aide des ciseaux.

La réunion doit après l'avivement occuper le chirurgien : ici encore il y a eu discussion. Sylvius, Pur-
mann, Pibrac et Louis préférèrent la *suture sèche*, c'est
à dire la réunion au moyen d'emplâtres agglutinatifs,
mais l'on se contentait rarement de ses moyens seuls,

ordinairement il pratiquait un point de suture à la partie inférieure de la division.

De nos jours cette méthode est abandonnée, ou au moins n'est employée que comme accessoire. C'est la suture qui joue le principal rôle. Toutes les espèces de sutures ont trouvé des défenseurs, mais c'est la suture entortillée qui, comme à présent, a presque toujours été préférée à l'exclusion des autres.

Quant aux aiguilles, les uns préfèrent des aiguilles d'or, d'argent ou de platine, d'autres prennent tout simplement de longues aiguilles d'Allemagne, en acier ou en cuivre, ou même des aiguilles à insectes, comme le fait M. Velpeau. Il faut avoir le soin de bien les aiguiser avant de s'en servir, afin de ne point éprouver de difficulté à les faire pénétrer dans les chairs. On a encore proposé des aiguilles terminées en fer de lance fixe ou vissé.

Outre la suture, plusieurs opérateurs emploient comme moyen adjuvant, des bandages unissants de diverses espèces dont il sera question plus loin.

Manuel opératoire. — L'appareil doit se composer d'une airigne, d'une pince à disséquer armée ou non de dents, de plusieurs aiguilles préparées ainsi que nous l'avons dit, d'une paire de forts ciseaux évidés et à long manche, ou d'un bistouri droit, pointu, et d'une lame de carton, de plusieurs fils cirés simples et longs de deux à trois pieds ; de petits morceaux de diachylon ou de linge, plats et composés de plusieurs doubles pour protéger les parties contre les épingles, d'un linge cératé fenêtré, ou d'un léger plumasseau de charpie, de plusieurs compresses longues et pliées en carré pour placer au milieu des joues, d'une bande large de trois centimètres roulée à deux globes, et assez longue pour faire cinq à six fois le tour de la tête, d'une fronde, et enfin de bandelettes de diachylon assez larges.

Le malade est placé sur une chaise, ou mieux, si c'est un enfant, sur les genoux d'un aide vigoureux qui lui maintient la tête appuyée contre sa poitrine; en même temps qu'il comprime les deux artères faciales sur la mâchoire inférieure. Avant de commencer l'opération, il est quelquefois nécessaire de couper avec un bistouri le frein de la lèvre supérieure, de détacher ses adhérences. Assis ou debout devant le malade, le chirurgien d'une main saisit la partie inférieure de l'une des lèvres de la division, à moins qu'il ne préfère la saisir avec la pince à crochets dont nous avons dit que l'appareil devait être muni. Alors, portant les ciseaux conduits par l'autre main de manière à ce que leur pointe réponde à quelques millimètres au dessus de l'angle supérieur de la division, d'un seul coup il tranche et sépare toute la partie arrondie de manière à faire autant que possible une plaie franche, droite, régulière et taillée à pic.

Pour l'autre lèvre de la division, il s'y prend de même, en cherchant autant que possible à ce que la seconde section rejoigne la première à angle aigu, sans quoi il serait forcé d'achever la section en deux fois. Quelques auteurs proposent de saisir la lèvre droite de la division entre le médius et l'index de la main gauche, de la comprimer légèrement dans toute sa hauteur, de manière à faire saillir toute la portion à retrancher, et de l'exciser à l'aide des ciseaux tenus de la main droite. — Ce procédé, applicable sans doute sur un sujet voisin de l'âge adulte, serait moins convenable, si l'on opérait un enfant nouveau né.

Enfin, d'autres proposent de changer les ciseaux de main.

Ce temps de l'opération terminé, le chirurgien procède à l'affrontement des bords. Il examine la plaie d'abord, et voit si les artères coronaires ne donnent point trop de sang, sans quoi un aide pincerait la lèvre de la plaie du côté où aurait lieu l'hémorrhagie. L'affrontement des lèvres suffit ordinairement pour la faire cesser.

Alors saisissant une des aiguilles que nous avons indiquées comme devant servir à l'opération, le chirurgien l'enfonce à un ou deux millimètres environ au-dessus du bord inférieur ou libre de la lèvre, et à sept millimètres en dehors du bord de la plaie. Il la fait ensuite ressortir par la surface saignante, beaucoup plus près de la surface muqueuse que de la surface cutanée, à l'union du tiers postérieur avec les deux tiers antérieurs, saisit l'autre lèvre de la division, enfonce l'épingle dans cette lèvre à la même hauteur où il vient de la faire sortir du côté opposé, traverse les tissus et dégage la pointe de l'épingle, autant que possible, à la même distance de la surface saignante et du bord inférieur que pour la lèvre opposée.

Il est important de placer l'épingle inférieure la première, sans quoi l'on s'exposerait à avoir un défaut de niveau aux deux angles de la division. Lafaye fut obligé, dans un cas, de réséquer un des bords inférieurs qui dépassait l'autre. — On place ensuite la seconde, puis la troisième de la même manière, jusqu'à ce qu'on juge que la plaie soit exactement affrontée. Trois suffisent ordinairement. M. Velpeau dit en avoir placé souvent cinq avec avantage.

On applique alors la partie moyenne d'un fil double sur la première épingle, on lui fait décrire un 8 de chiffre, puis on passe à la deuxième aiguille, en croisant dans l'intervalle les anses du fil en X. On procède ensuite de la même manière pour la troisième, et on fait en sorte que toute la plaie soit exactement recouverte par les contours du fil. Ce dernier temps de la suture est blâmé par Béclard qui objecte qu'en faisant passer le même fil d'une aiguille à l'autre, on s'expose à voir dans l'intervalle des épingles les lèvres de la plaie s'écarter comme les lèvres d'une boutonnière dont on rapproche les angles, par suite de la tension des fils que provoque le gonflement consécutif de la lèvre. Il préfère donc mettre un fil isolé pour chaque aiguille.

On place alors les petits morceaux aplatis de diachylon sous les épingles; on recouvre la plaie d'un linge cératé, et si l'on veut appliquer un bandage contentif, on place des compresses sur les joues, on porte le plat de la bande à deux globes sur le front, on amène ces globes sous l'occiput, puis on les ramène sur les joues, puis au devant de la plaie. Dans ce point, à l'une des bandes on fait une fente longitudinale par laquelle on fait passer le globe opposé ; on porte de nouveau les chefs sous l'occiput, puis sur le front, et on continue ainsi jusqu'à ce que la bande soit épuisée. — Une fronde fixera le tout. La plupart des chirurgiens rejettent ou négligent ce bandage ; les uns, comme fatigant et pouvant déterminer de la gène, les autres, comme inutile.

Pour reproduire la saillie médiane de la lèvre, ou du moins pour éviter l'échancrure qui reste souvent à la partie inférieure de la cicatrice, on a conseillé de faire parcourir aux aiguilles un trajet courbe qui a pour effet d'abaisser les deux angles de la lèvre. Mais on comprend facilement que lorsque les aiguilles seront retirées, les parties remonteront, et la difformité se reproduira. Ce qui cause cette échancrure, c'est le défaut de hauteur de la lèvre ; or, de quelque manière que l'on passe les aiguilles, on ne pourra lui rendre la hauteur qui lui manque.

Pour atteindre le même but, **M.** Husson fils a proposé dans sa thèse inaugurale de rendre concaves les deux surfaces saignantes que l'on doit mettre en contact. Je ne sais si ce procédé a été déjà appliqué : ne pouvant donc le juger d'après les faits, je me bornerai à dire qu'il paraît au moins très rationnel.

Lorsque la solution de continuité présente un bord vertical et l'autre oblique, si l'on se borne à les aviver simplement ; celui qui est oblique sera plus étendu que le vertical, que faire alors ? on pourrait si l'obliquité était peu prononcée, rendre oblique, par l'avivement, la division verticale; mais, dans le cas contraire, on ne pourrait adopter cette pratique, qui entraînerait nécessairement une assez grande perte de substance. On pourrait peut-être alors appliquer au bord vertical le procédé de M. Husson.

Telle est l'opération du bec de lièvre simple, mais s'il est double, l'opération exigera quelques modifications. Tantôt le bec de lièvre double se présente avec un tubercule médian de peu d'importance qu'il faut alors comprendre dans la section en V que nous venons de décrire; ce cas rentre alors dans le précédent. Tantôt, au contraire, comme nous l'avons déjà dit, le tubercule médian est assez considérable pour que l'on doive le conserver, et alors, ou il descend jusqu'au niveau du bord libre de la lèvre, ou il s'arrête plus ou moins loin.—Enfin, il est des cas où il s'insère à la pointe même du nez, ou dans un point quelconque de la sous-cloison en avant de l'épine nasale. Ces variétés de forme et de rapports ont donné lieu à des modifications dans les procédés opératoires.

Si le tubercule médian descend jusqu'au niveau du bord inférieur de la lèvre, on avivera ses deux bords, et on pratiquera la suture, comme nous l'avons décrite plus haut, en ayant soin de comprendre, de traverser ce mamelon avivé, de manière à ce que l'épingle perce la surface saignante à égale distance du bord cutané et du bord muqueux.

Louis et Heister voulaient que l'on n'opérât que d'un

seul côté d'abord. Cette opinion, aujourd'hui abandonnée, n'a plus besoin d'être réfutée.

Si le tubercule médian ne descend pas jusqu'au niveau du bord libre de la lèvre, on l'avivera comme dans le cas précédent, puis on pratiquera la suture, en ayant soin de le comprendre dans la seconde ou même dans la troisième épingle seulement. La cicatrice représentera alors un Y.

Tels sont les divers procédés opératoires que nécessitent les cas assez variés du bec de lièvre congénial non compliqué de division de la voute palatine, de l'arcade dentaire ou du voile du palais. L'opération terminée, le malade sera tenu au repos et à la diète pendant les deux ou trois premiers jours. Au bout de ce laps de temps, si tout va bien, on enlèvera la première épingle, c'est à dire la supérieure, puis la seconde le lendemain; et enfin la troisième. Vers le dixième jour, la guérison est assurée, mais après avoir enlevé les épingles, il est nécessaire d'appliquer des bandelettes agglutinatives.

En tirant les épingles on aura soin de les tourner sur leur axe pour peu qu'elles résistent, et d'appuyer le doigt indicateur sur le côté par lequel on les fait sortir. Garengéot n'enlevait les épingles que le sixième jour, mais il s'exposait à les voir exciter de la suppuration. Ledran, qui les enlevait après vingt-quatre heures, tombait dans un excès contraire.

Il est important de surveiller les enfants pendant les premières heures qui suivent l'opération; on cite en effet des cas dans lesquels une hémorrhagie avait eu lieu par la partie postérieure de la plaie et avait passé comme inaperçue parce qu'ils suçaient et avalaient le sang; la mort, au dire de J. L. Petit et de Bichat, a même pu en être la suite.

Le succès couronne le plus ordinairement cette opération, et alors la continuité de la lèvre est rétablie ; il reste une cicatrice linéaire, mais souvent aussi une échancrure plus ou moins marquée correspond au bord libre de la lèvre.

Les fonctions de la lèvre en ce qui concerne la prononciation, etc., sont rétablies d'une manière complète; seulement quelquefois la lèvre opérée paraît un peu tendue transversalement, et plus mince que la lèvre inférieure qui la déborde légèrement en avant.

Dans quelques cas, dont il nous serait impossible, avec les documents que possède la science, de déterminer le degré de fréquence, mais qui sont certainement très rares, la réunion ne s'opère pas. Soit qu'une inflammation phlegmoneuse ou érysipélateuse ait envahi les lèvres de la plaie, soit que l'indocilité de l'enfant ou toute autre cause ait déterminé une disjonction des surfaces affrontées, chacune des lèvres suppure, se cicatrise isolément et la difformité reparaît.

On conçoit que la réunion peut s'opérer dans une partie de la hauteur de la division et laisser une échancrure plus ou moins profonde qui nécessitera une nouvelle opération. Sur un sujet que j'ai observé à l'Hôtel-Dieu en 1830, et qui avait été opéré plusieurs années auparavant, la partie supérieure de la division ne s'étant point réunie, il restait un petit pertuis par lequel le malade pouvait faire sortir la salive.

Dans le cas où la réunion immédiate n'aurait pas eu lieu serait-il, encore permis d'espérer une réunion secondaire? Nous ne connaissons aucun fait qui puisse nous aider à résoudre cette question. Disons cependant cela est peu probable.

Enfin, je citerai comme un fait exceptionnel l'observation suivante : Ténon vit sur une jeune fille qui avait été opérée environ un an auparavant d'un bec de lièvre par Pelletan, une tige osseuse et droite pousser dans la narine ainsi qu'un bouton charnu et une dent incisive, qui lui furent retranchés à l'hôpital Saint-Louis sans aucun accident.

Complications du bec de lièvre. — Lorsqu'à la solution de continuité de la lèvre, simple ou double, se trouve jointe une division de l'arcade dentaire, ou de la voute palatine, on n'observe plus une simple difficulté dans la prononciation, mais bien aussi dans la phonation. La voix est nasonnée et presque inintelligible. Sur une jeune fille affectée de la division de la voute et du voile, citée par Tenon dans sa quatrième observation, cet auteur a remarqué que les lettres a, e, g, i, l, r, y, z, étaient prononcées régulièrement; elle donnait au d le son de l'$é$, à l'h le son de l'a, à l'm le son de l'n; elle prononçait la lettre q comme u, les lettres x et s comme i.

La mastication est généralement difficile, les aliments tendant à s'introduire dans les fosses nasales.

La déglutition est entravée, les liquides refluent dans les narines. Ces effets sont d'autant plus prononcés que le désordre est plus grand, et ils acquièrent le plus haut degré lorsque la fente est double.

Traitement. — On sent que ce vice de conformation qui détermine des troubles fonctionnels assez graves, pour que la vie de l'enfant soit mise en danger, doit engager le chirurgien à opérer le plus promptement possible.

Lorsque l'arcade dentaire et les dents qu'elle supporte ne font pas en avant une saillie trop considérable, on peut se borner à opérer comme pour le bec de lièvre simple ou double; de la patience et des soins bien entendus suffiront le plus souvent pour repousser en arrière l'os proéminent. Dans le but de conserver le tubercule osseux, Desault a conseillé de le repousser en arrière en exerçant sur sa face antérieure une compression modérée pendant deux ou trois semaines. Boyer propose d'attirer en arrère les dents incisives à l'aide d'un fil métallique s'attachant aux dents molaires.

Mais tous ces moyens sont généralement impuissants lorsque le tubercule osseux et les dents incisives proéminent fortement en avant, et que l'ossification est très avancée.

Pour remédier à la saillie des dents, on les arrache. Mais quelquefois ce moyen ne réussit pas et l'on est obligé, comme le conseille Franco, de retrancher la partie exubérante du rebord alvéolaire qui les supporte.

M. Gensoul, dans un cas semblable, après avoir disséqué et relevé vers le nez le lambeau médian, arracha les quatre incisives, saisit la partie saillante de l'os avec de très fortes pinces, et en fractura le pédicule. L'os ainsi repoussé se consolida en sa nouvelle position et la jeune fille a parfaitement guéri. Dans un cas semblable, M. Champion crut pouvoir se dispenser d'arracher les incisives et le succès fut complet. Enfin se présente le cas dans lequel le lobule médian du bec de lièvre double s'insère en avant de l'épine nasale sur un point quelconque de la sous cloison. Dans ce cas toujours la portion d'os maxillaire qui supporte le lambeau moyen fait une certaine saillie. Que faire alors? Si on opère le bec de lièvre par la méthode ordinaire, le lobule s'attachant à la pointe du nez quand la cicatrice se fermera, le nez attiré en arrière sera horriblement épaté, et on aura substitué une difformité à une autre. Cet inconvénient aperçu et signalé par Dupuytren lui a suggéré l'idée d'un procédé opératoire que voici :

Au lieu de chercher à aviver le lambeau moyen pour le réunir aux deux latéraux, on le détache en arrière du sommet à sa base; on découvre ainsi la portion d'os maxillaire qui le supporte, on la résèque, et on applique sur la surface de l'os ainsi réséqué le lambeau détaché préalablement. Alors, dit Dupuytren, on forme avec le lobule moyen la sous-cloison ou une partie de la sous-cloison du nez, puis ou bien on attend la cicatrisation, ou bien, si la longueur du lambeau le permet, on avive ce qui reste de libre sur ses bords, et on pratique l'opération comme pour le bec de lièvre double. (Dupuytren, *Leçons orales*, t. IV.)

On a reproché à cette pratique , qui consiste à retrancher le tubercule osseux, de rétrécir l'arcade dentaire supérieur à tel point qu'elle s'emboîte dans la courbe du maxillaire inférieur, ce qui nuit notablement à la mastication.

Mais on peut alléguer en faveur de la pratique recommandée par Dupuytren, qu'en diminuant l'étendue de l'arcade dentaire on peut reconstituer la lèvre supérieure en réunissant les deux bords externes de la division labiale, ce qui a pour avantage de pincer et rétrécir les ailes du nez largement épatées et de reconstituer la sous-cloison avec le lobule médian que l'on a ménagé.

Remarquons d'ailleurs que ce tubercule étant très volumineux comme boursoufflé, se replacerait difficilement dans la fente, et en supposant même qu'il pût s'y loger aisément, sa présence aurait l'inconvénient de s'opposer au rétrécissement ultérieur de la voute. Cette dernière idée, émise par M. Michon, n'est fondée que sur une vue théorique, mais elle paraît très rationnelle. Le même chirurgien, dans une opération qu'il a pratiquée dernièrement, eut soin de diminuer la largeur du lobule médian qui doit former la sous-cloison. Une hémorrhagie se manifesta après l'excision du tubercule osseux. M. Michon la réprima par l'application d'un petit cautère actuel ; sa conduite serait à imiter dans un cas semblable.

Pour compléter la cure et amener le rétrécissement de la voute palatine, Dupuytren prescrivait pendant plusieurs mois l'usage d'un bandage dont l'effet consistait à presser transversalement les deux os maxillaires , et cette pression continue combinée avec la restauration, de la lèvre lui a réussi.

S'il est vrai que l'on ait observé la division congé-niale unique de la voute palatine, ce cas doit au moins être fort rare à en juger par le silence absolu des auteurs sur ce sujet. On conçoit d'ailleurs que ses effets et son traitement doivent être les mêmes que ceux des perforations accidentelles ; la cautérisation pour la perforation de très petit diamètre , l'ouranoplastie pour celles de moyenne dimension , on imiterait la conduite de M. Krimer , qui tailla un lambeau sur la membrane palatine, et le renversa vers les fosses nasales ; on le maintiendrait dans la perforation, enfin il reste les obturateurs pour les écartements tout à fait consi- dérables, quand toutefois l'ouranoplastie est inapplicable, ou a déjà échoué. (*Voy. Obturateurs.*)

DIVISION DU VOILE DU PALAIS.

Altérations fonctionnelles résultant de la division du voile du palais.

La division congéniale du voile du palais altère les différentes fonctions à l'accomplissement desquelles concourt cet organe. Les altérations fonctionnelles sont d'autant plus prononcées que la division du voile a plus d'étendue : à peine marquées quand la luette seule est fendue , elles sont portées au plus haut degré lorsque la voûte palatine, ainsi que l'arcade dentaire, sont divisées en même temps que le voile du palais.

Les fonctions lésées par ce vice de conformation sont la succion, l'aspiration des liquides, la déglutition, la phonation à laquelle se rattache l'action de souffler, de siffler, etc...

Sur l'enfant nouveau né, la succion est plus ou moins difficile, et la difficulté de l'allaitement augmente encore lorsque le nourrisson est dans une position horizontale. Est-il besoin de dire que cela suffit pour mettre en danger la vie de l'enfant. Pour obvier à cet inconvénient, M. Roux recommande d'abord de faire téter l'enfant dans une position verticale, et de presser en même temps le sein pour faciliter la sortie du lait. Ces deux moyens réussissent assez habituellement, lorsque la division reste bornée au voile du palais, néanmoins on échoue quelquefois, même dans cette circonstance. Il faut alors nourrir l'enfant au biberon, ou en se servant d'un petite cuillère. M. Roux dit avoir vu un enfant chez lequel le voile du palais était complètement divisé et la voute palatine fendue dans toute sa longueur ; on s'était épuisé en tentatives de tout genre pour le faire téter, et ces tentatives multipliées n'avaient eu aucun résultat. Cet enfant, né depuis huit jours, était dans le dernier degré de marasme, et paraissait devoir mourir très prochainement. M. Roux essaya de le faire boire avec une petite cuillère, en le tenant dans une position verticale. L'enfant but ainsi presque un plein verre d'eau sucrée, et, à partir de ce moment, on a pu, en imitant cette manœuvre, continuer l'allaitement artificiel.

Bien que l'on trouve dans Ténon une observation qui prouve que la déglutition peut encore s'exécuter lorsque le voile du palais est fendu , on ne peut cependant considérer ce fait que comme une exception assez rare. La difficulté de la déglutition est surtout extrême lorsque le malade est dans une position horizontale , et c'est peut-être plutôt la difficulté de la déglutition qui gêne l'allaitement, que la difficulté de la succion dont nous avons parlé précédemment. Ces troubles fonctionnels qui ont trait à l'ingestion des liquides, et qui se groupent sous trois chefs : la succion, l'aspiration des liquides et la déglutition , sont parfaitement intelligibles d'après la théorie proposée par M. Maissiat (*Thèses de Paris*, n° 22, 1838).

La difficulté de la phonation est extrêmement prononcée, l'articulation des sons est très pénible, surtout celle des sons gutturaux qui s'entendent à peine. Le timbre de la voix est très désagréable. On conçoit que l'éducation des personnes affectées de cette infirmité, est nécessairement imparfaite, attendu qu'elles ne peuvent s'instruire comme les autres par la conversation et les communications réciproques.

On a remarqué en outre que l'action de siffler, d'insuffler et de jouer des instruments à vent, leur est interdite.

Traitement. — Il y a peu d'années tout le traitement de la division du voile du palais consistait simplement en application d'obturateurs, et n'était dès lors que palliatif. Encore dois-je dire que les obturateurs s'appliquant très difficilement à cette région , la plupart des auteurs ne croyaient point devoir en conseiller l'usage, et le plus souvent on n'employait aucun moyen. On trouvera la preuve de ce que je viens de dire, si l'on consulte les traités de chirurgie du siècle passé et du commencement de celui-ci. Maintenant, la chirurgie possède un moyen de remédier d'une manière définitive à ces divisions congéniales, en produisant la réunion permanente des parties divisées.

En 1819, M. Roux examinant l'intérieur de la bouche d'un jeune médecin affligé d'une division du voile du palais, entrevit immédiatement la possibilité d'appliquer à cette division un traitement analogue à celui du bec de lièvre. Quelques jours après, l'opération était pratiquée, et le jeune médecin qui l'avait subie vint lui-même, au bout de douze jours, lire en pleine académie la relation de la brillante cure dont il était le sujet. Depuis cette époque, M. Roux a eu de nombreuses occasions d'appliquer sa méthode, qu'il désigne sous le nom de *staphyloraphie ;* nous en ferons connaître plus tard les résultats.

La publicité que les journaux de l'époque donnèrent à l'opération de M. Roux ne tarda pas à provoquer une réclamation de M. Graefe qui disait avoir pratiqué la même opération dès l'année 1816, et en avoir publié les détails dans le journal d'Hufeland pour l'année 1817. Ce fait est effectivement incontestable. Mais n'est-il pas permis de croire que M. Graefe, ayant opéré sans succès, avait peut-être renoncé à son opération à l'époque où M. Roux conçut l'idée de la sienne. Quoi qu'il en soit, il me semble que M. Graefe, avant de produire sa réclamation si acerbe, aurait dû s'assurer que personne avant lui n'avait eu la même idée. En effet, sans parler de M. Colombe qui, au dire de M. Velpeau (*Eléments de médecine opératoire*, tome III, page 573, 1839), aurait essayé la staphyloraphie sur un cadavre, en 1813, et qui aurait voulu la répéter en 1815 sur un malade qui s'y refusa, on trouve l'indication positive de la staphyloraphie dans un recueil publié par Robert, docteur régent de la faculté de Paris. Ce recueil a pour titre : *Traité des principaux objets de Médecine*, avec un sommaire, etc., par M. Robert. Paris, 1766. C'est dans le tome Ier de cet ouvrage, page 8, que l'on peut lire le passage que nous avons annoncé. Le voici : « Un enfant avait le palais fendu depuis le voile jusqu'aux dents incisives, M. Le Monnier, très habile dentiste, essaya avec succès de réunir les deux bords de la fente. il fit d'abord plusieurs points de suture pour les tenir rapprochés, ensuite il les rafraîchit avec un instrument tranchant. Il y survint une inflammation qui se termina par la suppuration ; celle-ci fut suivie de la réunion des deux lèvres de la plaie artificielle. L'enfant fut parfaitement guéri. » Un enfant, comme le fait remarquer M. le professeur Velpeau, une fente, la suture, l'avivement, le rapprochement, la guérison, tout cela, malgré les expressions un peu vagues de Robert, ne permettent guère de douter que son dentiste ait véritablement eu recours à la staphyloraphie, et non point à la suture d'une simple perforation de la voûte palatine. »

Cette découverte bibliographique, due à M. Dezeimeris, fixe donc définitivement la question de priorité en faveur de la chirurgie française.

Enfin, pour terminer ce qui concerne l'historique des restaurations du voile du palais, nous rappellerons que M. Bonfils, de Nancy, et M. Nélaton ont proposé d'y appliquer l'autoplastie.

Entrons maintenant dans les détails du traitement curatif. Il comprend :

A. La *Staphyloraphie.* Une première question se présente, à quel âge faut-il opérer? M. Roux, à qui nous empruntons une partie des détails qui vont suivre, traite ce sujet avec développement. Suivant lui, à partir de l'adolescence, il n'est pas d'époque de la vie où la staphyloraphie ne puisse être pratiquée. Mais une opération telle que la suture du voile du palais, opération des plus délicates de la chirurgie, ne saurait être pratiquée dans l'enfance, car elle exige de la part du sujet qui y est soumis la plus grande docilité. Ajoutons en outre que pendant les quatre ou cinq jours qui la suivent, l'opéré doit être privé d'aliments solides et de boissons, qu'il ne doit exécuter aucun mouvement de déglutition, même sur sa salive, qu'il ne doit proférer aucun mot, et l'on comprendra facilement que la staphyloraphie ne doit être tentée que sur un sujet en âge de raison.

On ne peut pas préciser d'ailleurs numériquement l'époque à laquelle il sera convenable de l'entreprendre. En effet, le développement intellectuel est plus ou moins précoce chez les divers individus. Ainsi tel sujet à 12 ou 15 ans pourra être opéré, si l'on peut compter sur sa docilité et sur le désir qu'il manifeste d'être guéri ; tandis que tel autre ne pourra l'être qu'à un âge beaucoup plus avancé.

Outre les contr'indications communes à toutes les opérations, il en est qui sont tout à fait spéciales pour la staphyloraphie, ce sont : 1° toutes les maladies qui provoquent de la toux ; 2° l'hypertrophie très considérable des amygdales, qui pourrait gêner la manœuvre opératoire, ou déterminer quelques accidents si elles venaient à s'enflammer après l'opération.

Avant d'entrer dans le détail du manuel opératoire, il est bon de faire remarquer qu'il faut habituer le malade à ouvrir largement la bouche, à souffrir le contact des doigts et des instruments ; il serait peut-être également bon de l'habituer à supporter la présence d'une sonde qui serait introduite jusque dans l'œsophage, et qui servirait à injecter des liquides pour nourrir l'opéré et calmer la soif dont il est tourmenté pendant les premiers jours de l'opération. Si l'on acceptait cette méthode, il ne serait point nécessaire d'employer une de ces grosses sondes, désignées sous le nom de sondes œsophagiennes ; une sonde même du plus petit calibre suffirait pour permettre cette injection de liquides alimentaires. Peut-être pourrait-on objecter qu'un corps étranger, placé en permanence dans le pharynx provoquera, des mouvements involontaires de déglutition ; nous acceptons cette objection comme fondée en raison, mais nous dirons que l'expérience seule peut décider sur ce point.

Manuel opératoire. — Je décrirai d'abord l'opération que l'on pratique pour les divisions simples du voile du palais, et j'indiquerai dans un deuxième article les modifications que requièrent les divisions simultanées de la voute et du voile.

§ I. L'opération de la staphyloraphie comprend deux temps distincts, 1° *Avivement*, 2° *Suture*.

Avivement. — Nous ne mentionnerons que pour la blâmer la cautérisation tentée par Graefe avec les acides chlorhydrique, sulfurique et la potasse, celle avec la pierre infernale et même le fer chaud, proposée par Wernecke et Doniges. Les instruments nécessaires pour ce temps de l'opération sont : des ciseaux mousses coudés à angle obtus sur un des bords, instrument auquel M. Roux donne la préférence ; des bistouris droits, à lame étroite, pointus ou boutonnés ; des pinces à crochets ; il est bon d'être muni, en outre, de bouchons creusés, de manière à s'adapter aux arcades dentaires ; d'une spatule ou d'une cuillère pour déprimer la langue ; d'éponges adaptées à l'extrémité d'une tige ; et d'un verre rempli d'eau froide et de vinaigre.

Le malade est assis sur une chaise basse et exposé au grand jour ; la tête renversée en arrière, la bouche largement ouverte et les mâchoires maintenues écartées à l'aide des lièges dont l'appareil doit être muni (1).

(1) Pour tenir la bouche du malade dans un degré d'ouverture convenable, et pour empêcher que dans les mouvements involontaires qu'il fait si souvent, il ne puisse blesser le chirurgien ou se blesser lui-même contre les instruments portés au fond de sa bouche on a employé bien des instruments parmi lesquels nous ne signalerons que les suivants :

1° Les bouchons de liège ou les coins de bois taillés en gouttières

Le chirurgien, assis devant le malade, saisit l'angle inférieur de la division droite du voile avec des pinces à

sur leurs bords supérieur et inférieur et qui sont placés entre les dents molaires d'un seul côté, ou des deux à la fois.

2° Les *speculum oris* qui prenant point d'appui sur l'une et l'autre mâchoire, les tiennent écartées et peuvent à l'aide de mécanismes plus ou moins compliqués augmenter ou diminuer à volonté l'écartement sans cependant se déranger.

3° L'anneau diducteur de M. *Saint-Yves* qui n'est autre chose qu'un coin métallique percé d'une ouverture capable d'admettre librement le doigt indicateur, qui peut dès lors être porté jusqu'au fond de la bouche.

Les premiers de ces instruments se déplacent assez facilement; ils glissent ou chevauchent et peuvent se dégager précisément au moment où, s'y attendant le moins, le chirurgien agit avec pleine sécurité et d'ailleurs ils gênent notablement les malades et déterminent tous une sécrétion plus ou moins abondante de salive qui gêne également et l'opéré et l'opérateur.

Les seconds ont presque tous les inconvénients des premiers, et de plus par leur volume ils gênent considérablement les mouvements du chirurgien.

Le troisième enfin offre des avantages incontestables en ce qu'il est peu volumineux et que son ouverture permet au doigt du chirurgien soit de déprimer la langue soit d'agir au fond de la bouche.

Mais tous ces instruments, quelque ingénieux et bien combinés qu'ils soient, sont beaucoup moins utiles qu'ils ne le paraissent au premier abord. Car ainsi que le fait remarquer M. Blandin, les malades n'éprouvent aucune tendance à fermer la bouche, dès qu'ils se sentent accrochés; aussi commence-t-on à ne plus en employer aucun, si ce n'est dans les cas exceptionnels où, avec une ferme résolution de se soumettre à l'opération, le malade n'apporte pas une force de volonté suffisante pour tenir la bouche convenablement ouverte.

On a conseillé plusieurs moyens pour abaisser la langue.

Il est évident que tout instrument qui aura besoin d'être maintenu dans la bouche par un aide, génera plus l'opérateur qu'il ne pourra lui être utile, aussi nous ne mentionnerons que comme historique crochet, le tend (1), et à l'aide des ciseaux retranche un liseré très mince sur le bord libre de la division en prolongeant la section un peu au delà de l'angle de réunion des deux moitiés du voile. On agit de même pour l'autre lèvre en ayant soin comme pour le bec de lièvre de réunir sous un angle aigu les deux incisions.

Si l'on préfère le bistouri, on peut, après avoir tendu le voile comme nous l'avons indiqué plus haut, inciser de bas en haut à l'aide du bistouri boutonné, ou ce qui est préférable encore, faire une ponction à l'aide du bistouri pointu au dessus de l'angle de la division, et prolonger l'incision jusqu'à sa partie inférieure. Ce

ceux d'une forme grossière et d'un usage difficile de *F. d'Aquapendente*, de *Garengeot* et de *Scultet* ; ceux plus convenables de *Lafaye*, de *Louis*, de *Brambilla*, de *Graefe*, ceux plus simples de MM. *Chomel* et *Bérard* jeune, la gouttière de M. *Sanson*, l'abaisseur de *Charrière* et l'anneau déjà mentionnés de M. *Saint-Yves*. Mais ces abaisseurs, outre qu'ils méritent presque tous les reproches adressés aux dilatateurs des mâchoires, offrent encore moins d'utilité qu'eux ; car les doigts du chirurgien et les instruments qu'on porte au fond de la bouche peuvent suffisamment remplir l'indication voulue.

(1) M. *Roux* se sert d'une pince à pansements, un peu longue et dont les mors sont bien prenants ;

M. *Krimer* d'une pince à polypes ;

Graefe d'une longue pince à disséquer un peu recourbée vers sa pointe et terminée par une double airigne.

Dieffenbach et *Ebel* se servent de cette même pince.

Hruby emploie un *tenaculum palati* décrit par *Grosheim* et dont la construction est faite sur les mêmes idées que le *tenaculum labii* dont se sert *Beinl* pour l'opération du bec de lièvre. *Dieffenbach* reproche à cet instrument de trop irriter le palais et de déterminer trop aisément des efforts de vomissement.

dernier procédé a l'avantage de fixer la totalité du voile du palais pendant tout le temps qu'agit l'instrument tranchant. Pour pratiquer l'avivement de l'autre lèvre de la division, il faut faire une seconde ponction une ou deux lignes au dessous du point où l'on a fait la première, et l'on prolonge ensuite l'incision inférieurement. De cette manière, les deux petits lambeaux que l'on a détachés du bord de la division tiennent encore au voile par un pédicule large d'une ligne ou deux; on achève l'excision de ces lambeaux en coupant de bas en haut le pédicule avec un bistouri boutonné (1).

M. Roux commence l'avivement de bas en haut avec des ciseaux coudés sur leurs bords, ou simplement avec des ciseaux droits, et achève avec un bistouri droit, étroit et boutonné ; les ciseaux ne lui servent que pour commencer l'opération.

(1) *Graefe* fit ses premières opérations avec un uranotome (espèce de petit ciseau) qui ne coupait que par pression; mais cet instrument étant trop défectueux, il l'abandonna pour se servir d'un petit bistouri de forme ordinaire, à pointe très acérée et monté sur un long manche.

Ebel se sert d'un bistouri très étroit et tranchant seulement à la pointe.

Mayo, d'un bistouri droit, étroit, à deux tranchants.

Dieffenbach, d'un petit couteau (staphylotome) légèrement bombé à la partie moyenne de son tranchant (dans le genre d'une lancette), et dont la pointe se trouve sur l'axe longitudinal de la lame. Cette lame a un pouce et demi; le manche est octogone.

Alcock se servait d'abord de ciseaux, puis il les abandonna pour le bistouri, qu'il a quitté de nouveau pour adopter définitivement les ciseaux.

2° *Suture*. — Ce temps de l'opération présentant des difficultés nombreuses, a été modifié de plusieurs manières :

M. le professeur Roux se sert de trois fils doubles et cirés (1), portant à chacune de leurs extrémités une petite aiguille courbe et plate dans toute son étendue (2),

(1) *Wernecke* se servait de deux fils de soie tordus ensemble et trempés dans une dissolution de caoutchouc.

Graefe, de fils ronds (cordonnet) cirés.

Dieffenbach, de fils de plomb, bien pur, bien polis, que l'on fixe en tordant leurs extrémités, ce qui donne la faculté de les desserrer en détordant les fils.

(2) Les aiguilles peuvent être divisées en deux classes : les unes, *petites*, fixées dans un porte-aiguilles; et les autres, *longues*, soudées à une tige ou manche.

Celles qui les premières furent employées par *Graefe* étaient fortement courbées.

Ebel, trouvant qu'elles étaient difficiles à manier, en fit faire de droites à deux tranchants, ayant la forme d'une lancette, longues de huit lignes, larges d'une ligne à leur partie la plus renflée; leur talon est percé d'un trou et creusé de deux gouttières pour recevoir les fils.

Un peu plus tard, *Graefe* en fit faire de semblables, seulement leur pointe fut courbée sur le plat.

Dieffenbach imita cet exemple : il en fit construire d'un demi-pouce de long, à peine courbées, à trois tranchants dans leur partie antérieure, et en arrière rondes et creuses, munies d'un pas de vis pour recevoir le bout de fil de plomb dont il se sert.

Les *grandes aiguilles* sont toutes pourvues près de leur pointe d'une ouverture pour recevoir le fil à ligature; de plus, elles représentent toutes un crochet fixé sur un manche.

La première fut faite par *Doniges*; elle fut modifiée par *Wernecke*, qui la monta sur un manche en baleine.

Lesenberg la fit fendre dans sa longueur en deux moitiés égales, d'un porte aiguille (1), d'une pince à anneaux. Il saisit de la main gauche avec la pince le bord flottant de la division, il le fixe, conduit alors dans le pharynx le porte-aiguille armé, puis le ramène de manière à percer d'arrière en avant le voile du palais à trois ou quatre lignes en dehors de la fente qu'il présente. La pointe de l'aiguille que l'on aperçoit alors est saisie à l'aide de la pince à pansement, le porte-aiguille est relâché, et l'aiguille attirée par la pince entraîne le fil;

tenues, rapprochées par une coulisse, et s'écartant par leur élasticité dès que l'on fait glisser l'anneau qui les retient.

Celle de *Schwerdt* est la même que la précédente, sauf quelques modifications dans son ouverture.

Enfin, *Krimer* a décrit une aiguille supportée par une tige mobile dans un manche d'ébène, et qui est unie à volonté par un anneau.

(1) L'instrument (porte-aiguille) dont *Graefe* se servait pour porter ses premières aiguilles courbes était droit; mais quand il eut adopté les aiguilles droites, il choisit un instrument dont la partie antérieure était brusquement coudée; c'est une tige cylindrique divisée, dans sa longueur, en deux moitiés qui s'écartent par leur élasticité, et qui sont tenues rapprochées à l'aide d'une coulisse.

Celui de *Ebel* est une tige flexueuse terminée par une espèce de bec à corbin, divisé en deux moitiés, et dont les surfaces internes sont pourvues de dents qui s'engrènent pour fixer solidement les aiguilles. Cet instrument ressemble assez à la pince dont Lewkowitz se sert pour la traction des calculs.

Celui de *Dieffenbach* ressemble à une pince à anneaux dont les branches sont très longues, et dont l'extrémité antérieure est coudée à angle droit.

Celui de M. *Roux* est une pince à deux branches qui s'écartent par leur élasticité, et dont le rapprochement s'opère à l'aide d'un anneau que l'on pousse sur elles, au moyen d'une tige ou mandrin qui traverse le manche de l'instrument dans le sens de sa longueur.

l'autre extrémité de la ligature est engagée de la même manière dans la lèvre du côté opposée. Les trois points de suture sont posés successivement. Les deux chefs de chaque fil ramenés au dehors sont liés ensemble pour éviter de les confondre avec ceux des ligatures voisines.

Ce temps de l'opération est toujours long et difficile, ce qui est dû à la susceptibilité des parties sur lesquelles on agit, susceptibilité qui est telle que le contact des instruments et des doigts provoque des mouvements involontaires, des nausées, des efforts de vomissements, de la toux. On est donc obligé pour agir de saisir les moments de calme, d'accorder quelques repos au patient, de lui faire avaler quelques gorgées d'eau fraîche pour entraîner le sang qui masque les parties. Les autres difficultés sont inhérentes à l'opération elle-même. On conçoit en effet qu'il est difficile en portant une aiguille courbe derrière le voile du palais, d'en faire ressortir la pointe précisément dans l'endroit que l'on désire. On est obligé de percer à plusieurs reprises, jusqu'à ce qu'enfin la pointe de l'aiguille sorte dans le point convenable.

Ces inconvénients ont été bien sentis par M. A. Bérard, et pour les faire disparaître, il donne le précepte d'enfoncer les aiguilles d'avant en arrière dans le voile du palais, ce qui fait cesser toute hésitation. Ce procédé lui a parfaitement réussi sur un malade qu'il opéra à l'hôpital Saint-Antoine en 1833. Bien que le procédé de M. Bérard constitue un véritable progrès, je ne crois pas devoir le décrire ici, parce que les avantages

du précepte qu'il pose, ayant été généralement appré-
ciés, ont suggéré à plusieurs chirurgiens l'idée d'instruments très-ingénieux qui en facilitent l'exécution. Celui
de tous ces instruments qui nous paraît le plus convenable est celui de M. Foraytier. Je n'entrerai pas dans
tous les détails de sa construction, je me bornerai à dire
qu'il permet de saisir le voile du palais, de le percer
d'avant en arrière et de ramener le fil qui reste attaché
à l'extrémité de l'instrument. Voici comment il faut
s'en servir : on passe un fil dans chaque lambeau, on
réunit ensemble les deux chefs qui ont traversé le voile
du palais, on tire ensuite à l'extérieur de la bouche un
des deux fils qui ramène le chef postérieur de l'autre
ligature, après lui avoir fait traverser le voile d'arrière
en avant. Je citerai encore les instruments de M. Bour-
gougnon et Depierris, qui peuvent être appliqués avan-
tageusement, ainsi que la pince de M. Soteau qui, à
la vérité, perce les tissus d'arrière en avant, mais qui
en même temps fixe d'une manière précise le point où
l'aiguille devra ressortir.

Quelque soit celui de ces instruments auquel on
donne la préférence, pour placer les points de suture,
il faut avoir soin de les mettre à la même hauteur sur
chacune des deux moitiés de la division ; ils ne doivent
pas être placés trop près du bord avivé, car ils
pourraient facilement couper les tissus ; il faut également avoir soin de ne pas les placer trop loin du bord
libre, car pour mettre les deux surfaces saignantes en
contact il faudrait exercer une traction trop considérable, et d'ailleurs les ligatures agiraient avec beaucoup

moins de précision sur chacune des lèvres qui pourrait se froncer et ne point s'affronter exactement. Le nombre des points de suture varie d'ailleurs selon l'étendue de la division; on en place trois de chaque côté quand elle occupe toute la hauteur du voile. Ils doivent être autant que possible également espacés.

On conseille généralement de placer d'abord le point de suture qui correspond à la luette, puis ensuite le moyen, puis le supérieur. Pour arrêter les points de suture, on a imaginé des serre-nœuds très compliqués; la pince à pansement suffit le plus souvent. Le chirurgien prend les chefs de la ligature inférieure, puis il en fait un nœud simple qu'il conduit avec l'extrémité des deux doigts indicateurs jusqu'à la face antérieure du voile du palais. Alors un aide saisit ce nœud en le pinçant avec la pince à pansement et l'opérateur fait un second nœud qu'il serre comme le précédent; les fils sont alors coupés. On comprend facilement qu'une constriction trop forte ou trop faible serait également nuisible; l'une en coupant trop promptement les tissus embrasés par la ligature, l'autre en ne fixant pas assez solidement les surfaces affrontées. Les autres fils sont alors noués successivement de la même manière.

Tel est le procédé auquel nous donnerions la préférence. On a pu voir qu'il diffère principalement de celui que M. Roux emploie habituellement, en ce que l'avivement est pratiqué avant de passer les fils qui doivent servir à la suture. Cette transposition dans les temps de l'opération nous met a l'abri d'un accident assez difficile à éviter lorsque l'on commence par le passage des fils ; je veux parler de leur section.

D'un autre côté, on peut objecter qu'après l'avivement on est souvent obligé pour placer les points de suture de saisir et pincer à plusieurs reprises les bords saignants du voile, de les contondre pour ainsi dire, de sorte qu'on met les surfaces avivées dans des conditions défavorables à leur agglutination immédiate. Cet inconvénient doit se présenter rarement quand on se sert des instruments nouveaux que nous avons fait connaître.

Lorsque la luette seule est bifide, l'avivement a nécessairement beaucoup moins de hauteur, et un seul point de suture suffit ordinairement ; on en placerait deux si la division occupait la moitié du voile du palais.

J'arrive maintenant à une complication assez commune, la division simultanée de la voute palatine. Cette complication est des plus graves ; elle compromet souvent le succès de l'opération, et elle exige quelques modifications dans le procédé opératoire.

Il est inutile de dire que l'avivement doit s'arrêter au bord postérieur de la voute osseuse. Comme dans cette circonstance les deux lèvres de la division du voile sont nécessairement tenues écartées l'une de l'autre par leur adhérence aux os, il est très difficile de les amener sur la ligne médiane pour les mettre en contact, et même à la partie supérieure, on peut dire que cela est complètement impossible. Pour obvier à cet inconvénient, M. Diffenbach a conseillé de faire une incision longitudinale à neuf millimètres en dehors et de chaque côté de la fente anormale. Cette incision qui n'intéresse que les couches inférieures du voile du palais pourrait faciliter leur rapprochement sur la ligne médiane, mais les couches postérieures qui ne sont point divisées, résisteront et empêcheront les couches antérieures de jouir du bénéfice de l'incision. Pour ces motifs, nous croyons devoir rejetter ces incisions latérales, proposées par M. Diffenbach.

M. Roux, dans le même but d'amener plus facilement au contact les deux lèvres de la division, conseille de pratiquer une incision transversale qui longe le bord postérieur de la voute palatine, et qui divise le voile dans toute son épaisseur. Par cette manœuvre, on détruit les adhérences du voile avec les os, et l'on peut alors exercer une traction efficace sur chacune des deux moitiés du voile.

B. *Staphyloplastie.* La staphyloplastie n'a encore été pratiquée qu'un très petit nombre de fois. Il ne faut y avoir recours que dans les cas où la staphyloraphie est inapplicable, comme, par exemple, lorsqu'une portion considérable du voile du palais a été détruite, soit par une affection accidentelle, soit par des opérations antérieures.

En 1832, M. Bonfils a exécuté sur une femme cette opération à laquelle il donne le nom de *Staphylodémie*; sa malade a, dit-il, promptement guéri. Mais en lisant attentivement cette observation, on y trouve des détails qui sont bien propres à faire douter de la véracité de l'auteur. En effet, nous voyons dans la relation de cette

opération (*Gazette médicale*, 1832, 25 février, p. 84),
que le chirurgien se comporta de la manière suivante :
« Après avoir avivé avec le bistouri boutonné les bords
du voile du palais dans toute leur hauteur, il circon-
scrivit par trois incisions avec le bistouri droit aigu,
le lambeau de la membrane palatine qui devait rem-
placer le voile du palais. Les deux premières partaient
du sommet de chaque pilier du voile et venaient paral-
lèlement l'un à l'autre jusque à la réunion du *tiers
postérieur de la voute palatine avec le tiers moyen* La
troisième (incision) s'étendait au travers du palais, de
l'extrémité antérieure de l'une des deux premières incisions au même point que celle du côté opposé.....
Ensuite, il sépara, tant avec les doigts qu'avec une spatule, la membrane palatine de la voute qu'elle tapisse,
et il laissa le périoste intact.... Lorsqu'il voulut commencer cette suture, ce lambeau *retracté* légèrement
sur lui-même *avait environ trois centimètres de largeur
sur* QUATRE *de longueur*, et quatre millimètres d'épaisseur....; mais (dans la dissection), ayant porté son
instrument un peu trop avant, et la base du lambeau
adhérente au bord postérieur de la voute palatine étant
assez mince, il y fit accidentellement une boutonnière
transversale comprenant tout le tiers moyen du lambeau... La suture consista en quatre points de suture
entrecoupée, et au neuvième jour la malade se trouva
guérie. »

N'a-t-on pas éprouvé un véritable sentiment de peine,
en remarquant que ce lambeau, emprunté au tiers postérieur de la voute palatine, avait, bien que *retracté*,

quatre centimètres de longueur; ce qui supposerait a la voute palatine de la malade une étendue totale de treize centimètres, ou de cinq pouces environ !

Dans les divisions congéniales qui se terminent par un angle aigu, le même procédé serait inexécutable, attendu que le pédicule du lambeau, devant correspondre à la ligne médiane, serait constitué seulement par la membrane muqueuse, et serait presque nécessairement privé des éléments de nutrition, en supposant même qu'on pût le séparer dans ce point de la voute osseuse à laquelle il est si intimement uni.

Le procédé de M. Nélaton consiste à tailler un lambeau de forme triangulaire sur la face antérieure de la division gauche du voile du palais, à l'aide de deux incisions, dont l'une, légèrement courbe à son origine, part de l'angle de la division et se porte obliquement en dehors et en arrière, l'autre suit le bord inférieur du voile du palais. La première incision doit s'étendre jusqu'au muscle péristaphylin externe que l'on reconnaît facilement pendant l'opération; la seconde est pratiquée progressivement, à mesure que l'on opère le dédoublement. Le lambeau tourne alors autour d'un axe représenté par le bord libre de la division congéniale; sa face buccale regarde vers les fosses nasales, et sa face saignante est tournée vers la cavité buccale. Il faut alors pratiquer l'avivement de la lèvre droite, en ayant soin de faire porter la perte de substance sur sa face postérieure, ce que l'on obtient assez facilement en faisant une ponction à la partie supérieure de la division avec un bistouri pointu, dirigé obliquement en arrière, et en continuant la section des tissus jusqu'à son angle inférieur, avec le bistouri conduit toujours dans la même direction. Ce temps de l'opération qui pourrait peut-être paraître assez difficile, l'est beaucoup moins qu'on ne le penserait, attendu qu'en tirant en avant l'angle inférieur du voile du palais, et en le portant légèrement en dehors ; sa face postérieure devient presque interne. Pour adapter l'une à l'autre les surfaces avivées, M. Nélaton emploie la suture empennée, que l'on pratique à l'aide d'un petit appareil préparé à l'avance, et qui consiste en deux baleines minces et plates percées de trois trous, larges de cinq millimètres, et aussi longues que la division du voile. Deux fils, engagés dans les deux trous que présente l'extrémité de la baleine, viennent ressortir par le trou du milieu. Les choses étant ainsi disposées, on passe les fils à l'aide de l'un des instruments que nous avons décrits, de la surface muqueuse du lambeau vers sa surface saignante, à quelques millimètres de son bord libre. Les trois ligatures attirées légèrement en avant viennent appliquer la baleine sur la surface muqueuse du lambeau. Les mêmes fils sont alors conduits dans la division droite du voile du palais, et y pénètrent de la face saignante vers la face muqueuse. On les tire tous trois également en avant, et ils viennent appliquer la face saignante du lambeau à la face postérieure de la division droite avivée. Pour fixer le tout, on engage chacun des fils dans la seconde baleine (ce qui se fait très facilement, puisqu'on opère à l'extérieur de la bouche) puis on fait glisser cette baleine jusqu'à ce qu'elle vienne s'appliquer à la face antérieure de la division gauche. On dédouble alors le fil moyen et on en lie chacun des chefs avec le fil simple qui passe par les trous des extrémités. Il résulte de cette manœuvre que les deux portions du voile du palais sont prises entre deux plaques qui assurent la fixité des parties, mais qui pourraient produire une compression dangereuse, si on serrait outre mesure les fils.

Ce procédé a déjà été appliqué deux fois; d'abord par M. A Bérard, en 1834, et ensuite par M. Blandin en 1835. Dans le cas de M. Bérard, la malade fut prise, le lendemain de l'opération, d'un érysipèle de la face, maladie à laquelle elle était sujette depuis longtemps, circonstance qui fit échouer l'opération. La malade de M. Blandin avait déjà été opérée cinq fois de la staphyloraphie par le procédé de M. Roux; la réunion ne se fit pas. Malgré ces deux insuccès on ne peut rejeter définitivement le procédé de M. Nélaton; car combien d'opérations de staphyloraphie n'ont-elles pas échoué même pratiquées dans les circonstances les plus favorables ?

Quand on a pratiqué l'opération de la *staphyloraphie* ou de la *staphyloplastie*, on conseille généralement de tenir le malade à une diète absolue, afin d'empêcher tout mouvement de déglutition; on lui défend même d'avaler sa salive qu'il doit laisser écouler au dehors. Il faut lui imposer un silence rigoureux. On évite tout ce qui pourrait provoquer la toux, ou l'éternuement. Vers le quatrième jour, on enlève la ligature supérieure, le lendemain celle du milieu, et le sixième jour la troisième. Pour enlever les points de suture, on coupe avec des ciseaux, à côté du nœud que l'on retire ensuite en le saisissant avec une pince. C'est également vers le quatrième jour que l'on commence à nourrir le malade à l'aide de bouillon et de potages liquides.

Résultats. Dans son premier mémoire, M. Roux divise les opérations en deux séries : l'une consacrée aux divisions simples du voile du palais, l'autre aux complications avec une division de la voûte palatine. Sur sept individus soumis à la staphyloraphie dans le cas le plus simple, deux seulement n'ont point retiré de cette opération tout l'avantage que l'on pouvait espérer ; sur les cinq autres la réussite a été complète. Sur six cas compliqués, comme nous l'avons dit ci-dessus, deux fois mais une fois plus particulièrement, le résultat a été assez satisfaisant, dans les quatre autres, l'opération a échoué complètement.

Depuis l'époque de la publication de son mémoire sur la staphyloraphie, M. Roux l'a exécutée un grand nombre de fois ; il en est maintenant à sa quatre-vingt dix-neuvième opération. D'autres cnirurgiens, parmi lesquels nous citerons MM. Sanson, Berard, Velpeau, Blandin, etc., en France ; et MM. Grœffe, Dieffenbach, Smith, Warren, Hosack, Stévens, etc., à l'étranger, l'ont pratiquée aussi avec des résultats variés.

M. Alex. Thyrry, sur trois observations qu'il a bien voulu nous communiquer, a eu deux succès ; ce chirurgien fait remarquer que le temps de l'opération qui lui a paru présenter le plus de difficultés est celui où il lui a fallu contourner en pratiquant l'avivement l'extrémité anguleuse de la division du voile.

Les insuccès consistent dans une absence complète de réunion souvent provoquée par une angine, dans une réunion partielle, et ici il faut noter que si la réunion se maintient vers la partie inférieure, même dans une très petite étendue, l'ouverture que présente alors le voile du palais se retrécit graduellement et finit par disparaître presque en entier. Un jeune homme, qui fut operé par M. Roux en 1834, sortit de l'Hôtel-Dieu avec une réunion qui avait au plus une ligne d'étendue vers l'extrémité inférieure du voile; toutes les personnes qui examinèrent l'opéré considérèrent ce résultat comme un véritable insuccès, pensant que la petite bride qui réunissait la partie inférieure du voile ne tarderait pas à se détruire. Il n'en fut rien, car ce jeune homme, que j'ai eu occasion de voir depuis cette époque, présente maintenant une réunion presque complète. La même chose s'observe à la voute lorsque l'on a obtenu une réunion du voile. Il ne faudrait donc pas se hâter d'avoir recours à la cautérisation pour achever la cure. Il faut attendre que la perforation ait cessé de se rétrécir. Dans quelques cas, heureusement rares, les malades ont succombé.

Dans les cas où l'on a obtenu une réunion, les malades sont quelque temps avant de jouir complètement du bénéfice de l'opération. Le voile du palais réuni dans ces deux moitiés, constitue pour ainsi dire un nouvel organe dont l'éducation ne se fait que graduellement.

Traitement palliatif.

— *Traitement palliatif.* — *Des obturateurs.* — Dans les chapitres précédents, nous avons signalé plusieurs affections auxquelles il est impossible de remédier par une opération chirurgicale, et pour lesquelles on en est réduit à un traitement palliatif, consistaut dans l'application d'obturateurs plus ou moins compliquées.

Nous ne croyons pouvoir mieux faire pour traiter ce sujet que de reproduire en partie les idées que M.Cullerier a consignéesdans un excellent article du *Dictionnaire des sciences médicales.* Suivant cet auteur, on ne trouve aucune indication de ces moyens prothétiques dans les auteurs anciens. On en chercherait en vain l'indication dans Celse, Guy de Chauliac et tous les autres écrivains des treizième et quatorzième siècles. Ce n'est qu'à la suite des ravages produits par la syphilis que l'on commença à en faire usage. L'auteur le plus ancien qui en ait fait mention est Alexandre Petronius, dans son traité *De Morbo Gallico*, imprimé en 1565. On peut, dit cet auteur, boucher la perforation avec du coton, de la cire, une plaque d'or, ou de toute autre manière. Dix ans plus tard, Ambroise Paré décrivit et fit graver un obturateur qui fut longtemps le seul employé. Il se compose d'une plaque métallique recourbée comme la voute palatine, et portant sur sa convexité deux tiges métalliques qui portent une éponge d'une grandeur égale à la perforation. Cette éponge, en se gonflant par l'humidité, fixe la plaque métallique.

Mais on a reproché à cet obturateur à éponge de Paré : 1° de comprimer tout le contour de la perfora-ration, ce qui met obstacle au rétrécissement spontané; 2° ils bouchent plus ou moins les fosses nasales ; 3° ils ne tiennent point solidement lorsque l'ouverture étant petite ne permet pas d'employer une éponge assez grosse ; 4° l'éponge enfoncée dans les fosses nasales en est difficilement retiré à cause de son gonflement ; 5° lorsque, du mucus des fosses nasales, où des matières alimentaires s'imbibent et se corrompent, ils entretien-nent une odeur désagréable. Paré avait senti lui-même la plupart des inconvénients que présente l'éponge, aussi l'avait-il remplacé par une plaque métallique mobile oblongue que l'on introduisait dans les fosses nasales, en présentant son plus grand diamètre à celui de la perforation , et que l'on faisait ensuite tourner sur elle-même , de manière à ce que ce diamètre se mette en rapport avec le plus petit diamètre de la divi-sion palatine.

L'instrument ainsi modifié ressemble , quant à sa disposition, à un bouton de chemise. On conçoit qu'il ne peut convenir dans les cas où la perforation se rap-procherait de la forme circulaire.

Quelques chirurgiens conseillent l'emploi d'obtura-teur fixés à l'aide de tiges d'or ou de platine ; mais ces derniers ont l'inconvénient d'ébranler assez promptement les dents, sur lesqu'elles ils prennent un point d'appui.

Dans le cas où l'on aurait retranché le tubercule osseux qui supporterait les dents incisives, on pourrait lui ajouter un prolongement antérieur muni de dents artificielles, pour remédier à la difformité.

Si au contraire la division palatine se trouve combinée avec celle du voile du palais, il est plus difficile de fixer l'obturateur, et en outre il faut remarquer qu'une plaque inflexible ne peut suppléer la cloison mobile formée par le voile du palais. On a proposé, pour ce cas particulier, de lui ajouter une tige flexible et recourbée dont la forme est en rapport avec l'écartement des deux moitiés du voile. Ces appareils, toujours très compliqués, sont mal supportés en général par les malades.

Cependant nous trouvons dans Boyer qu'une jeune fille âgée de 17 à 18 ans et qui présentait une division fort étendue de la voûte et du voile avec un grand écartement, se trouva parfaitement bien de l'usage d'un obturateur fabriqué par M. Catalan, habile dentiste. Cet obturateur, pris aux dents molaires et dont l'extrémité recourbée en bas et arrondie tenait lieu de la luette, permettait à cette jeune fille d'articuler les sons d'une manière très naturelle ce qu'elle ne pouvait pas faire anparavant.

J'ai passé sous silence un grand nombre de détails relatifs à la confection des obturateurs. Je ne pourrais d'ailleurs espérer faire comprendre par une de-

scription, toutes les particularités relatives au mécanisme et à la construction de ces petits appareils.

Nous ferons seulement remarquer qu'il est nécessaire de les enlever de temps à autre pour les nétoyer,
et de bien s'assurer de leur solidité et de leur fixité.

FIN.

Imprimerie de F. LOCQUIN, 16 rue N.-D. des Victoires.

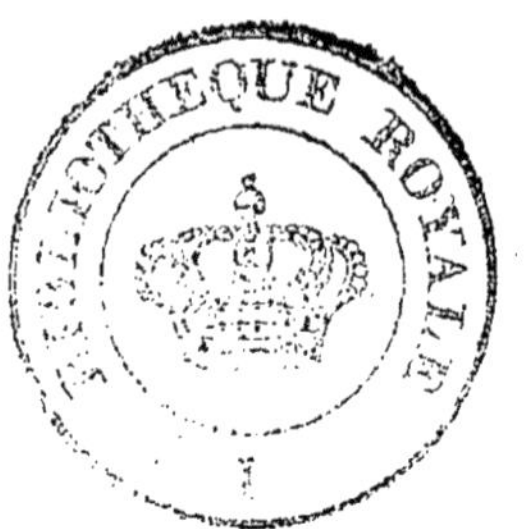